LIBERTE-SE DO SEU CONFINAMENTO EMOCIONAL

COMO QUEBRAR AS PEDRAS DE GELO QUE APRISIONAM A SUA ALMA

SILVIA PRADO

LIBERTE-SE DO SEU CONFINAMENTO EMOCIONAL

COMO QUEBRAR AS PEDRAS DE GELO QUE APRISIONAM A SUA ALMA

São Paulo 2020

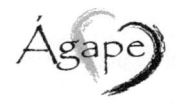

Ágape

LIBERTE-SE DO SEU CONFINAMENTO EMOCIONAL
Copyright © 2020 by Silvia Prado
Todos os direitos desta publicação reservados para
Ágape Editora e Distribuidora Ltda.

DIREÇÃO GERAL: Luiz Vasconcelos
EDITOR RESPONSÁVEL: Omar Souza
PREPARAÇÃO DE TEXTO: Carlos Fernandes
REVISÃO DE TEXTO: Equipe Ágape
CAPA E DIAGRAMAÇÃO: César da Mata
IMAGENS: Shutterstock

Texto de acordo com as normas do Novo Acordo Ortográfico da Língua Portuguesa (1990), em vigor desde 1o de janeiro de 2009.

Dados Internacionais de Catalogação na Publicação (CIP)
Angélica Ilacqua CRB-8/7057

Prado, Silvia
 Liberte-se do seu confinamento emocional : como quebrar as pedras de gelo que aprisionam a sua alma / Silvia Prado. -- Barueri, SP : Ágape, 2019.
 224 p.

 1. Psicologia 2. Motivação 3. Autoajuda 4. Cristianismo I. Título

20-2030   CDD 158.1

Índices para catálogo sistemático:
1. Psicologia

ISBN versão impressa: 978-65-5724-009-0
ISBN versão ebook: 978-65-5724-004-5

ÁGAPE EDITORA E DISTRIBUIDORA LTDA.
Alameda Araguaia, 2190 — Bloco A — 11o andar — Conjunto 1112
CEP 06455 -000 — Alphaville Industrial, Barueri — SP — Brasil
Tel.: (11) 3699 -7107 | Fax: (11) 3699 -7323
www.editoraagape.com.br | atendimento@agape.com.br

SUMÁRIO

Agradecimentos 7
Introdução 9
Prefácio 13
Capítulo 1 — Eu preciso, você precisa, nós precisamos. 15
Capítulo 2 — *Please, don't go*. 23
Capítulo 3 — O drama da desconfiança 35
Capítulo 4 — A solidão da liderança. 45
Capítulo 5 — Síndrome de cachorro morto 61
Capítulo 6 — Tempo de caverna 73
Capítulo 7 — Superproteção leva à insegurança. 83
Capítulo 8 — Lidando com o medo 91
Capítulo 9 — Tudo junto e misturado. 101
Capítulo 10 — Nem tudo é fracasso 109
Capítulo 11 — O engano da superioridade. .117
Capítulo 12 — O momento é agora 125
Capítulo 13 — Engolir, controlar e sobreviver 135
Capítulo 14 — Livre-se de cargas que não lhe pertencem 143
Capítulo 15 — Dependentes de likes 151
Capítulo 16 — Não seja um *Hardy* 157
Capítulo 17 — Libere suas emoções. 163
Capítulo 18 — Controle total, não 171
Capítulo 19 — O caminho da reconciliação 179
Capítulo 20 — Quebre suas pedras! 187
Capítulo 21 — Administrando o que é precioso 193
Capítulo 22 — Use as linguagens do amor 201
Capítulo 23 — Uma vida com flores 209
Apêndice 217
Referências. 223

AGRADECIMENTOS

Agradeço a Deus, o autor da vida, que é meu refúgio e fortaleza. Ele é o Pai; o meu *Aba* Pai.

Agradeço aos meus filhos, Lucas e Natália, que são a minha inspiração e um motor de combustão de amor.

A Boris Antoniuk, meu líder e pai espiritual, por enxergar aquilo que Deus já tinha designado em minha vida antes mesmo que os meus olhos fossem capazes de ver. Obrigada por me incentivar a olhar para frente e para a cruz!

Agradeço, também, à querida amiga e pastora a quem, carinhosamente, chamo Professora CON, que também me incentivou a ir além.

Sou grata, ainda, aos missionários que sempre serão referências quanto a entrega e amor à obra de Deus.

A todos, meu "muito obrigada"!

INTRODUÇÃO

O que significa se tornar "alguém" na vida? Como se pode definir o que é sucesso? Quais são os critérios que definem felicidade, realização, plenitude? Desde que nascemos, recebemos orientações de nossos pais, responsáveis e educadores quanto à necessidade de se estudar, trabalhar, constituir família — enfim, cumprir o papel que a sociedade, tradicionalmente, espera que cumpramos.

Ao longo dos séculos, a mudança de hábitos, práticas e recursos tem mudado a maneira como cada um de nós busca aqueles objetivos. As últimas gerações vivenciaram o rápido avanço tecnológico com o advento do mundo digital, da comunicação em tempo real, da inteligência artificial. Ganhamos praticidade e a obtenção rápida de informação sobre tudo, o tempo todo. Ao mesmo tempo, esse acúmulo de conhecimento e conectividade o tempo todo consolidou a noção de que o mundo é uma aldeia global.

Acontece que a sociedade avançou tecnologicamente, mas esqueceu-se de si mesma. Como não fomos educados para cuidar da saúde emocional com a mesma ênfase com que zelamos pela saúde física, não estávamos preparados para essa revolução digital com mudanças tão drásticas. Assim, a velocidade de nossos pensamentos e nossas emoções ganhou um ritmo desenfreado, criando um hiato entre a realidade e a verdade. Esquecemo-nos da nossa humanidade ao mesmo tempo que incorporamos ao nosso imaginário e ao nosso vocabulário expressões auto-afirmativas, como "tenho que ser forte'"; "homem não chora"; "você pode tudo"; "produza mais"; ou "não há tempo a perder".

Ao mesmo tempo, somos estimulados a mostrar aos outros aquilo que não somos. Famílias felizes são exibidas nas redes sociais, mesmo quando as coisas em casa não vão nada bem. Os *likes* são a recompensa que satisfazem, com a fugacidade de segundos, nossos momentos de narcisismo. Acontece que não podemos imaginar que viveremos em um mundo onde as dores, as divergências e frustrações não acontecerão. Isso é utópico. Elas existem e sempre existirão. Precisamos desmitificar a cultura perpetuada por anos quanto a uma vida sem dor e aflições. Precisamos aprender a lidar com as frustrações e as adversidades da vida.

A Psicoeducação é a base para orientarmos a sociedade, a família, líderes e escolas, caminhando rumo a uma sociedade saudável, o que não é, e nem deve ser, sinônimo de perfeição. *Liberte-se do isolamento emocional* aborda as águas profundas da nossa alma. Por vezes, elas são tão profundas que se solidificam na forma de um gelo que precisa ser quebrado. São pedras emocionais que existem na nossa mente e alma, e que impossibilitam a forma de lidar com essas adversidades e com nossas frustrações.

A publicação deste livro, que coincidiu com o período de pandemia da covid-19, doença provocada pelo coronavírus, encontrou milhões de brasileiros em quarentena dentro de suas casas para evitar o contágio. Diante do imperativo de um isolamento de tal magnitude, muitas emoções e experiências igualmente confinadas em recônditos da alma manifestam suas sequelas. Situações assim são oportunidades que temos de identificar e tratar essas feridas que foram crescendo e se solidificando como pedras de gelo.

Nesta obra, iremos entender a origem das distorções de pensamento que foram abordadas no livro *Vencendo o silêncio da alma*, os gatilhos e os impactos na vida adulta. Mergulharemos na análise de homens e mulheres de carne e osso, com suas dores, seus dilemas, suas lutas — e, também, os processos de transformação que experimentaram. Você se identificará com as pedras de gelo emocionais abordadas nessa obra, e quero dizer que está tudo bem: eu também me identifico com várias. Aliás, tenho várias "pedrinhas de gelo" emocionais em mim. A grande diferença é que você aprenderá a mensurar a sua régua emocional e a intensidade dessa pedra de gelo.

Quero convidar você a um autoexame, como sugere a Bíblia Sagrada. Em uma de suas passagens, o texto diz o seguinte: "Examine-se, pois, o homem a si mesmo" (I Coríntios 11:2). É possível, sim, mudar a sua história! É possível quebrar as pedras de gelo emocionais! Nos últimos anos, tenho presenciado história lindas de superação, renovo e de vida, ao invés de morte. São histórias de sorrisos, em vez de lágrimas, e de riso, ao invés de dor. Isso me deixa grata e perseverante. A cada história de vidas transformadas que presencio, aumenta a minha certeza de que a Psicologia, por meio da Psicoeducação e de homens e mulheres alinhados à visão do Reino de Deus, têm um papel fundamental para uma sociedade saudável.

Grande parte desta obra está fundamentada na Psicoeducação. Ao longo de nossas vidas, recebemos instruções que serão necessárias para nosso aprendizado, seja na escola, no trabalho, nos cuidados com a saúde e em todas as áreas da existência. Aprendemos na teoria e nos exercitamos na prática, entre acertos e erros. Já com a saúde emocional, na maioria dos casos, não recebemos a educação e a orientação necessárias para lidarmos corretamente com ela. Simplesmente, aprendemos na dor, à custa de muito sofrimento que poderia ter sido evitado — ou, pior ainda, seguimos vida afora sentindo dor e não temos capacidade para superá-la, já que falar sobre esse assunto é desconfortável demais. Assim, seguimos sofrendo em silêncio.

A Psicoeducação é uma ferramenta utilizada pelo terapeuta com objetivo de simplificar a queixa do paciente. O psicólogo explica ao paciente a sua patologia em todo o contexto a fim de que entenda o que se passa com ele, suas causas e implicações e, desse modo, passa a colaborar ativamente com todo o processo terapêutico. Nessa abordagem, torna-se protagonista e consegue, durante as sessões de psicoterapia, discutir sobre a sua queixa e encarar da melhor forma seu tratamento.

Entendo que este também é o meu papel com você, leitor. Então, desejo compartilhar informações que serão úteis para que o processo de formação do que chamaremos "pedras de gelo emocionais". É uma metáfora para descrever o processo de formação de problemas como insegurança, dependência excessiva ou vitimização. Quase sempre, esses comportamentos não surgem de uma hora para outra; ao contrário, vão sendo cristalizados em nosso interior com o passar dos anos e sob crenças e influências equivocadas. Trata-se de um processo, assim como o da formação do gelo, que precisa de condições propícias — tempo, temperatura e pressão — para se solidificar. E, uma vez acontecido isso, é necessário outro processo para derretê-lo.

Neste livro, veremos maneiras, disciplinas e práticas pelas quais nossas pedras de gelo podem ser derretidas ou, pelo menos, reduzidas a uma proporção que não nos cause sofrimento e transtornos. Todos os casos relatados nesta obra foram adaptados e descritos com uso de nomes fictícios para preservar a confidencialidade. Sou grata à atividade psicoterapêutica, que tem me proporcionado o convívio com pessoas de valor e coragem que buscam ajuda para melhor enfrentar as dificuldades da vida e escrever uma nova história.

Quanto a você, leitor, vamos construir, juntos, uma nova história? Ainda há tempo!

Silvia Prado

PREFÁCIO

Nascemos em um mundo cercado por emoções intensas, expressadas por cada pessoa que está ao nosso lado. Desde o médico que faz o parto, com sua construção emocional, ou a enfermeira que o auxilia com suas convicções pré-formadas ao pai que grava o nascimento do filho e está prestes a desmaiar após trazer em sua memória sensações de paternidade — tudo são emoções. Elas vêm em sua direção com a velocidade de um raio; e, por fim, a mãe que busca em sua memória toda a coragem para não desistir diante da dor que trará a recompensa de uma vida que acaba de nascer como uma água limpa, transparente, sem cheiro e sem cor e que mal sabe que irá enfrentar fortes influências da grande jornada chamada vida. Em pouco tempo, o contato consigo mesma e com o restante da humanidade provocará divisões nessa água. Ela será, então, colocada em formas de diferentes profundidades e tamanhos. Submetida às mais diversas temperaturas e pressões, ela vai entrar em ebulição, algumas vezes. Em outras, assumirá o aspecto de um lago plácido; e, em determinadas circunstâncias, há de se solidificar em forma de gelo.

É impressionante como Sílvia Prado consegue nos fazer abrir esse *freezer* e ir a outra jornada, na qual essas pedras de gelo precisam ser quebradas. Enquanto identificamos as pedras de pessoas que conhecemos, ainda será confortável esse "esforço da quebra". Porém, que ninguém se engane: a qualquer momento, encontraremos nossas próprias pedras de gelo sendo expostas diante dos nossos olhos a cada virada de página. O olhar da autora nos levará a histórias recentes e milenares escritas no livro da vida e, infelizmente, também em volumes cheios de mortes causadas por personagens que decidiram continuar sem fazer o mergulho desafiador que você, amigo leitor, está prestes a fazer.

Lidero pessoas há vinte anos. Em sua maioria, são artistas, e fico impressionado como a falta de entendimento sobre nossas emoções causam destruições que deixam marcas amargas em rastros de dor. Pois as palavras deste livro me fazem enxergar cada pessoa ao meu redor com outro olhar e outras atitudes. Caso tivesse acesso a informações tão preciosas quando comecei a liderar, eu certamente faria tudo diferente — e teria acumulado muito mais vida e sucesso ao cuidar do próximo.

Caique Oliveira
Líder Cia. Nissi

CAPÍTULO 1

EU PRECISO, VOCÊ PRECISA, NÓS PRECISAMOS

Conhecer as próprias necessidades básicas é fundamental para supri-las

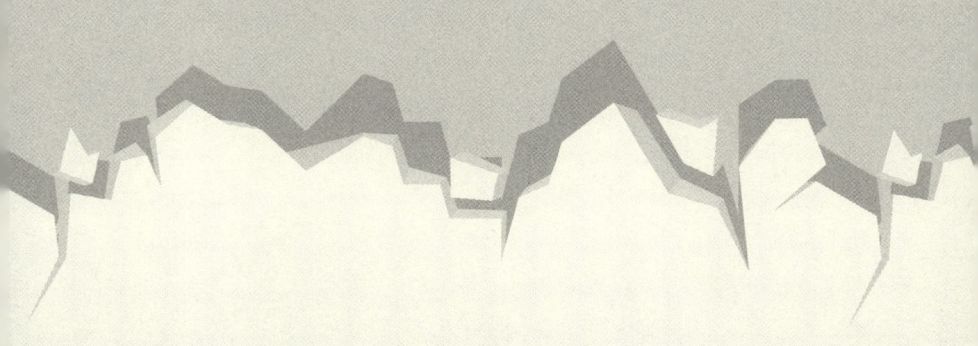

Joãozinho nasceu com três quilos. Ele tinha olhos azuis, cabelos ruivos e um rostinho bem vermelho. Era um bebê saudável e passou a constituir a alegria de toda a família.

Quando os pais retornaram para casa com o bebê, iniciou-se aquele delicioso — e cansativo — processo de troca de fraldas, banhos e amamentações. Como viera ao mundo no inverno, Joãozinho era mantido constantemente agasalhado.

Como muitas colegas de maternidade, a mãe de João tinha medo de o filho engasgar. O bebê dormia no meio dos pais, o que lhes dava segurança e era, também, prático: assim, eles podiam ficar olhando para ele o tempo todo. Ah, sim; os pais não dormiam direito porque precisam checar, periodicamente, se a criança estava respirando.

Fora esses breves momentos domésticos, papai não tinha tempo para o Joãozinho. Como homem da casa, ele precisava trabalhar e ganhar dinheiro. Afinal, como se diz comumente e ele fazia questão de repetir, "alguém precisa manter essa casa". O tempo passou e Joãozinho ia crescendo, observando as rotinas da casa e o comportamento de seus pais. Ele via, por exemplo, seu pai gritando durante os desentendimentos com mamãe. O garoto ia incorporando certas afirmações do pai, como a de que sua mãe era "chorona" e "preguiçosa". Já ela afirmava que papai era "mulherengo".

O pequeno João observava tudo e continuava a dormir com os pais quando tinha sete anos de idade. Joãozinho foi crescendo assim, cercado de brinquedos, frequentando escolas de primeira qualidade e usando roupas compradas em Orlando, nas frequentes idas da família aos Estados Unidos. No entanto, era um menino vazio. Completamente vazio. Agora adulto, ele mesmo continua a narrativa em meu consultório:

Cresci e eles, os meus pais, me deixavam fazer tudo. Mamãe continuava com medo de eu ficar doente, embora eu já tivesse 35 anos e ela já fosse, digamos assim, uma senhora. Além disso, sempre implicava com minhas namoradas porque, no seu entender, elas não cuidavam bem de mim. Acho que ela tinha razão.

"Substituí meu vazio por horas dedicadas ao trabalho. Era normal que minhas jornadas chegassem a quinze horas por dia. Com o tempo, eu me tornei um homem exigente no trabalho e sem muita paciência. Quando não faziam o que eu queria, eu batia a porta. Tinha vontade de espernear igual a uma criança, mas como achava que não ficaria bem, eu me continha. No entanto, não fazia nenhuma questão de esconder minha contrariedade. Sinto raiva toda vez que vejo alguém brigar ou me contrariar, principalmente nos meus relacionamentos.

Além do cigarro, duas garrafas de vinho viraram minha melhor companhia todas as noites, quando chego do trabalho. Devo acrescentar que tenho uns pensamentos estranhos, mas não conto para ninguém — aliás, eu jamais me abro com ninguém. Acho que isso é por causa do meu pai, que sempre me dizia: "Tu *é* homem, rapaz!"

Acho que isso, doutora, é um resumo da minha vida. O que eu tenho, hein?

A história de João é semelhante à de inúmeras outras pessoas com quem tenho tido contato. Ela me lembra da imagem de um rio. Um rio que contém peixes e plantas aquáticas, bem como areia no fundo e pedras bem redondas, cuja forma vai sendo moldada ao longo do tempo pelo contínuo atrito com as águas. Ele também recebe muitas influências do ambiente — sua vazão aumenta ou diminui de acordo com as chuvas e ele sofre com a poluição e os detritos que são atirados em suas águas.

Todo rio é assim. Em suas nascentes, ele tem água calma, limpa, virginal. À medida que avança, seu curso ganha volume e intensidade. Ao atravessar regiões densamente povoadas, tem parte de si drenada e se torna poluído. Mais à frente, na medida em que se aproxima da foz, ele já é bem diferente do que foi em suas cabeceiras: apresenta águas barrentas, revolvidas pelo longo trajeto percorrido.

Somos similares às águas cristalinas quando nascemos: puros e limpos. O ser humano precisa ser atendido em suas necessidades básicas de sobrevivência a partir do momento que nasce. O bebê necessita de alguém que o alimente, dê banho, coloque roupas, troque a fralda, acalente à noite. Sem semelhantes cuidados, não conseguirá sobreviver. Além dessas necessidades básicas de sobrevivência, o ser humano necessita ter atendidas suas demandas emocionais. Atenção, amor, limites, respeito, vínculos de afeto, de confiança e compaixão; tudo isso faz parte de sua formação e é essencial na construção de sua autonomia.

> O ser humano precisa ser atendido em suas necessidades básicas de sobrevivência a partir do momento que nasce.

Desde o início da infância até o fim da adolescência, recebemos influência dos nossos cuidadores e de figuras de autoridade (pais, avós, madrastas, padrastos, tios ou qualquer pessoa responsável pela nossa criação e educação). Adquirimos experiências continuadas positivas e negativas — portanto, as necessidades básicas emocionais podem ter sido em excesso (superproteção), escassas (abandono) ou na medida certa. A água cristalina de nosso nascimento começa a mudar de cor e, como consequência, aquilo que era insípido, inodoro e sem cor passa a ter um aspecto turvo, um cheiro intenso e um gosto, em algumas ocasiões, amargo. Essas águas podem se tornar pedras de gelo emocionais ou, em alguns casos, verdadeiras montanhas congeladas, como os *icebergs*.

Temos vivido em um século marcado pela procura exagerada por satisfação, segurança (bens), realização, sucesso, prazer imediato e rejeição frenética ao sofrimento. Os contatos físicos estão cada vez mais frios, distantes. A família perfeita, seja a mostrada na rede social de hoje ou a dos comerciais de TV de outrora — como o de uma famosa marca de margarina que marcou época —, não existe. Por mais estruturado que seja, todo grupamento familiar sempre terá seus momentos de crise e divergências. Esse processo de embates e restaurações faz parte do amadurecimento do núcleo familiar.

Imagine, então, que essa água do rio desemboca num funil que enche uma grande forma de gelo colocada no "freezer" da vida. Assim nascem as pedras de gelo emocionais, que serão a principal ilustração que usaremos ao longo deste livro em referência aos processos emocionais e psicológicos que enfrentamos.

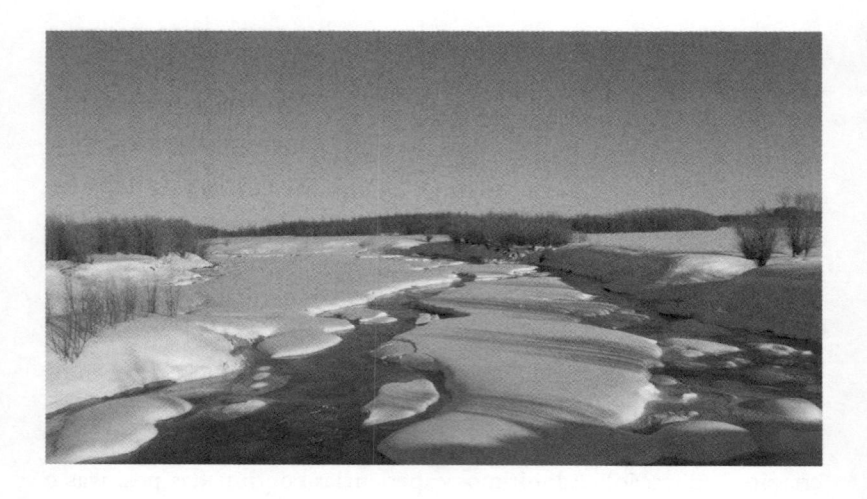

Segundo o livro *Terapia do esquema* (Editora Grupo A, 2008), de Jeffrey Young, esquemas são memórias, emoções e sensações corporais relacionadas ao próprio indivíduo ou aos relacionamentos com outras pessoas, desenvolvidas durante a infância ou a adolescência, que são elaboradas ao longo da vida e que têm um nível disfuncional significativo. Nem todos os esquemas são originados de traumas ou maus-tratos na infância.

A maioria, com efeito, é causada por experiências nocivas repetidas regularmente durante a infância e a adolescência. Vamos adaptar o contexto por meio da Psicoeducação. O objetivo deste livro é contribuir para termos um mundo emocionalmente saudável, e não perfeito, lembra?

No consultório clínico, quando preciso explicar aos pacientes a Terapia de Esquemas, uso a analogia das pedras de gelo emocionais, o que facilita o entendimento. Em pouco tempo, é comum ouvir coisas como: "Doutora, a minha pedrinha de gelo foi ativada." Então, por meio da Psicoeducação, usarei essa analogia para facilitar o seu entendimento dos esquemas.

Essas pedrinhas de gelo tendem a se manter em estado sólido. Embora causem sofrimento, é confortável e familiar mantê-las; afinal, é assim que nós nos adaptamos. Agora, imagine um gelo em sua mão. O que ele faz? Queima, incomoda, não é verdade? É assim que ocorre com as pedras de gelo que mantemos em nosso interior. Sim, todos temos pedrinhas de gelo, inclusive esta psicóloga que aqui escreve e o João da história narrada, bem como todos os personagens citados neste livro. Identificá-las nos ajuda a entendê-las e a nos manter alertas quando elas são ativadas.

Quero salientar que é fundamental, durante a leitura deste livro, usar a sua régua emocional (escala de 1 a 10) para entender seu sofrimento psíquico e suas dores de alma. Caso tais elementos estejam impactando as áreas da sua vida e das pessoas que estão ao seu lado, sugiro buscar ajuda de um profissional de Psicologia, que irá ajudar você nesse processo.

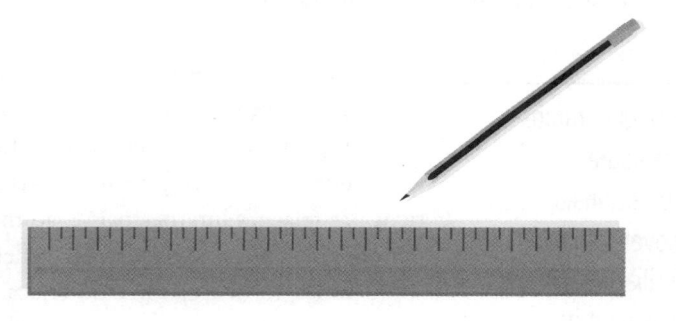

Necessidades básicas emocionais

De acordo com a Terapia de Esquemas de Jeffrey Young, existem cinco necessidades emocionais primordiais para os seres humanos. É esperado que algumas demandas psicológicas sejam supridas pelos cuidadores e pelo ambiente a fim de que a criança desenvolva esquemas mentais básicos saudáveis.

1. Vínculos seguros com outros indivíduos
   Ambiente com segurança, estabilidade, cuidado e aceitação.
2. Autonomia, competência e sentido de identidade
   Ambiente que reforce as competências individuais dos filhos, aumentando sua autoconfiança e sua capacidade de se individualizar, havendo equilíbrio adequado entre cuidar sem superproteger.

3. Liberdade de expressão, necessidades e emoções válidas
   Ambiente que proporcione à criança expressar o que deseja e sente, ao mesmo tempo que aprende a levar a necessidade alheia em consideração, havendo um equilíbrio adequado entre as partes.
4. Limites realistas e autocontrole
   Ambiente que propõe limite afetivo, estabelecendo adequadamente a noção de responsabilidade consigo mesmo e em relação aos outros.
5. Espontaneidade e lazer
   Ambiente que permite à criança expressar suas necessidades e sentimentos espontaneamente, mostrando um interesse empático e genuíno por essa manifestação.

> Quando quebramos nossas pedras de gelo emocionais, promovemos reconciliações internas que nos permitem viver melhor conosco mesmos e com os outros.

Tão simples na escrita, mas de tão desafiadora execução. Sim, é verdade! Por isso é tão importante conhecer essas pedras de gelo emocionais a fim de sermos mais assertivos nas relações interpessoais e, ao mesmo tempo, entender a nossa história, refletindo sobre como foi a trajetória de criação dos nossos pais sem buscar encontrar culpados — muito menos, vítimas. Não mudamos o passado; podemos, isso sim, tirar lições a partir dele e seguir adiante.

Creio que muitos fardos serão deixados ao longo de cada capítulo e muitas reconciliações serão promovidas entre pais, cônjuges, filhos, amigos. E também reconciliações internas, de pessoas consigo mesmas. Muitas pedras de gelo serão quebradas!

CAPÍTULO 2

PLEASE, DON'T GO

O abandono e a rejeição são muito comuns porque, paradoxalmente, nós nos identificamos com eles

Abandono e rejeição

Eu era criança quando a música *Please, don't go* tocava o tempo todo nas rádios e fazia muito sucesso. O refrão é chiclete mesmo, e gruda na cabeça: *Please, don`t go* ("Por favor, não vá"). Acredito que você a conheça, ainda que seja jovem, pois o *hit*, originalmente gravado pelo grupo KC and the Sunshine Band, até hoje é bastante tocado em *flashbacks* e karaokês. Preste atenção a alguns trechos da letra, na tradução livre para o português:

> (Eu te amo)
> Querida, eu te amo tanto
> Eu quero que você saiba
> Que eu sentirei falta do seu amor
> No momento que você passar por aquela porta
> Então, por favor, não vá
> Não vá, não vá embora
> Por favor, não vá, não vá
> Eu estou implorando para você ficar
> Então, por favor, não vá
> Não vá, não vá embora
> Eu preciso do seu amor
> Eu estou de joelhos, implorando
> Por favor, por favor, por favor
> Você não me ouve, querida?
> Não, não vá
> Por favor, não vá
> Quero que você saiba
> Que eu te amo tanto
> (Por favor, não me deixe, querida
> Por favor, não vá)

A primeira pedra de gelo que vamos abordar está relacionada a abandono e rejeição.

Muitas músicas apresentam essa pedra de gelo emocional. É o tipo de sentimento que se torna muito popular porque as pessoas se identificam com elas. Canções que abordam amores passionais, ciúmes, traições, perdas afetivas e desilusões amorosas fazem sucesso porque, em maior ou menor grau, dizem respeito a todos nós. Quem, afinal, nunca enfrentou as agruras do amor?

Essa pedra de gelo do abandono e da rejeição tem a ver com a sensação de que as pessoas a quem você ama irão abandoná-lo e você estará emocionalmente sozinho para sempre. Em outras situações, há uma necessidade de ser amado e aceito por todos, embora sempre se conviva com uma percepção de que se está sendo rejeitado. Quando o mundo ideal é diferente do real, explode a raiva e o desespero frente a qualquer sinal ou fantasia de abandono ou rejeição. Por exemplo, um medo irracional de que o outro irá morrer ou deixá-lo. É a vulnerabilidade frente ao medo e a insegurança de não conseguir fazer nada sozinho.

Apego demasiado a pessoas próximas, sentimento de possessividade e controle, ameaças e insultos são características marcantes dessa pedra de gelo. Ela tem características típicas, como ansiedade crônica com relação à perda de pessoas e tristeza. Quando há uma perda real ou percebida, gera raiva por aqueles que a provocam.

Esses sentimentos não se referem unicamente aos relacionamentos amorosos. Eles estão presentes também na relação com pais e em amigos — pais que tentam colocar os filhos em redomas protetivas, amigos que invadem a privacidade, paixões obsessivas, ciúme doentio, desprezo, ofensas etc. Outras pessoas humilham-se para continuar com a pessoa amada e fazem tudo o que o outro pede, ainda que tais demandas lhes causem muito mal.

A dependência emocional é presente e comum em todos os casos. Dependência emocional é quando se coloca alguém no centro da própria vida e passa a viver só em função disso. Em resumo, ela se caracteriza pela necessidade que se tem do outro para validar a própria vida. Assim, qualquer mudança no jeito da outra pessoa pode trazer instabilidade, medo e insegurança ao indivíduo; como ela é a coluna que

Capítulo 2 – Please, don't go

sustenta sua vida, qualquer possibilidade de ausência gera uma sensação de que tudo irá desmoronar.

Ingrid perdeu o pai quando ainda era criança. A mãe dedicou a vida a proporcionar à filha boas condições financeiras, tendo sido muito amorosa. Sempre fazia carinho, contava histórias para dormir, levava à escola, fazia as refeições e temperava-as com amor.

> A pedra de gelo do abandono e da rejeição se forma em nosso ser a partir do nosso temor de que as pessoas a quem amamos há de nos deixar.

"Quando eu era criança", conta Ingrid, "lembro da minha mãe preocupada com tudo. Aliás, ela sofria antecipadamente por tudo. Ela dedicou a sua vida a cuidar de mim. Na verdade, ela se anulou. Quando comecei a me interessar por meninos, foi um período turbulento porque ela implicava com meus namorados. Cheguei a adiar um relacionamento para evitar brigas com minha mãe. Eu a amo, sabe, doutora, mas chegou um momento em que conheci o Mateus e, após um ano de namoro, decidi me casar. Nossa, foi um caos! Minha mãe dizia que eu não seria feliz; que estava sendo ingrata e abandonando uma mãe já idosa. Além disso, dizia que ele era um "encostado", mas eu insisti e acabei me casando com Mateus."

A situação não melhorou. Ingrid relatou que a mãe ligava o tempo todo para o casal:

"Ela aparecia de surpresa na minha casa, o que gerou algumas discussões com meu marido. Mateus passou a brigar comigo, dizendo (e com razão, reconheço) que minha mãe controlava nossa vida. Em certo ponto, isso é uma verdade, mas não quero magoá-la. Depois que casei, minha mãe diz que está abandonada, que não a amo mais, que quando ela morrer, eu irei me arrepender. Meu marido diz que isso é chantagem emocional. Eu não sei bem o que é exatamente; no entanto, eu me culpo por isso. Estamos casados há cinco anos e, até hoje, preciso ligar para minha mãe todos os dias. Quando vou viajar, precisamos levá-la, pois fica ofendida se não estiver conosco. Meu marido diz que o nosso casamento está sendo abalado pelo controle da minha mãe. Sinto-me sufocada e, como amo ambos, vivo numa sinuca de bico. Não sei mais o que fazer e só choro. Quem está certo nessa história, doutora?"

Há pensamentos e frases comuns às pessoas que têm em si a pedra de gelo do abandono e da rejeição:

- "Eu me pre.ocupo se as pessoas que eu amo irão morrer ou me deixar."
- "Tenho a sensação de que eu sempre fui a mãe da minha mãe, pois ela nunca assumiu o papel de mãe."
- "Eu percebo que sou grudenta com meus namorados."
- "Nutro sentimentos de posse em relação às mulheres com quem me relaciono."
- "Meu pai foi embora e nunca mais me procurou. Acho que não estou buscando um relacionamento amoroso maduro, mas sim, substituir a presença dele."
- "Eu preciso estar rodeado de pessoas e gosto de agradar os outros. Chego a usar uma máscara de quem não sou para ter as pessoas perto de mim."
- "Eu não vivo sem ele(a). Se não o(a) tenho, ninguém terá também."
- "Fui rejeitada pelos meus pais. Eles sempre amaram mais o meu irmão, e meu marido faz o mesmo. Sinto que sou rejeitada."
- "Faço questão de ter acesso à senha do Facebook, Instagram e e-mail dele(a). Assim, não irá me trair."
- "Eu o(a) odeio, prefiro que morra a ficar com outra(o)."
- "Sinto um vazio quando não estou perto dele(a)."

Você se arriscaria a atravessar um campo minado sem auxílio de um especialista ou equipamentos de rastreamento de explosivos? Pois é assim que muitos de nós convivemos com nossos sentimentos.

O sentimento de abandono e rejeição aborda as necessidades emocionais referentes a proteção, segurança, estabilidade, cuidado e empatia. Pessoas assim precisam se sentir aceitas e respeitadas. Ambientes disfuncionais, marcados por abuso, negligência, instabilidade emocional de cuidadores, drogas e álcool, associados a fatores biológicos e de temperamento, são como uma incubadora para essa pedra de gelo. Outras situações — como abandono, morte ou separação dos pais — também podem contribuir para o desenvolvimento desse quadro. Identificamos também a presença desse esquema num ambiente familiar distante, frio, rejeitador e impaciente. Na verdade, trata-se de um conjunto de fatores.

Fique atento ao que sua mente está produzindo agora, caso já tenha vivido ou esteja vivendo essa situação, para não considerar como catástrofes pessoais aquelas coisas que são, simplesmente, separações temporárias — como uma viagem, um período de efetiva indisponibilidade ou, simplesmente, a demora em alguns minutos para obter uma resposta em mensagem de rede social.

Ciclo do abandono

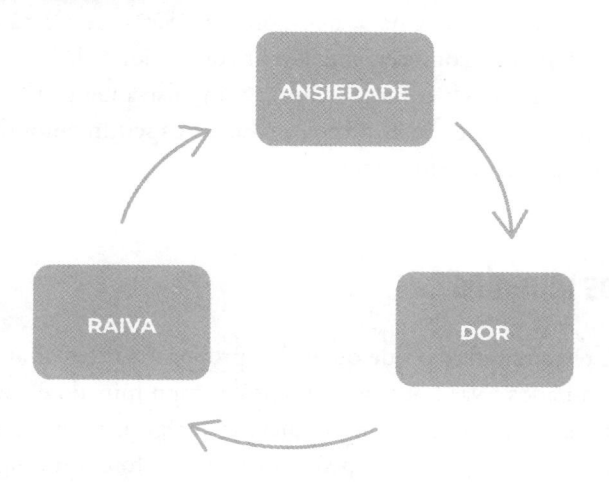

ANSIEDADE → DOR → RAIVA → ANSIEDADE

Clara, uma das pessoas a quem atendi, cresceu em um lar de relações frias. O pai e a mãe eram ausentes, pois se dedicavam exageradamente ao trabalho. Quando criança, ela chorava na madrugada, enquanto ouvia as brigas dos pais. Eram muitas discussões, acusações e agressões. Nas piores crises, Clara cobria a cabeça com o cobertor como forma imaginária de se proteger e se esconder daquela situação.

Ela nunca recebeu afeto ou atenção, embora sempre tenha tido tudo do bom e do melhor. Quando criança, ficava na casa dos primos assistindo a filmes impróprios para sua idade. Ela sentia medo do que assistia e, ao mesmo tempo, seu corpo reagia de uma forma diferente. Seus primos mais velhos davam risadas e brincavam entre si de se tocar. Ninguém via, ninguém sabia do que acontecia ali — somente eles.

"Tenho medo de dormir sozinha, doutora", contou ela, no consultório. "Depois que meu pai foi embora, passei a dormir com a minha mãe. Hoje tenho 29 anos e não consigo dormir sozinha. Meu namorado diz que sou muito ciumenta, talvez porque eu não aceite que ele cumprimente as meninas da faculdade. Não aceito que ele faça trabalhos com grupos que inclua mulheres. Nessas ocasiões, eu 'armo o maior barraco', como se diz no popular, caso seja contrariada. Já bati nele, já tentei sair do carro em movimento..."

Neste momento, Clara começa a chorar e a falar igual a uma criança.

"Será que ele me ama?", questiona-se. "Será que ele não irá me abandonar? Se isso acontecer, vou acabar com a vida dele."

Ao dizer isso, ela começa a chorar compulsivamente. O fantasma do abandono e da rejeição assombra a mente e os sentimentos de pessoas com essa pedra de gelo emocional.

Campos minados

A terceira reflexão que quero lhe propor é a de estar atento aos campos minados. Nas tradições militares, campo minado é aquele terreno que, por questões de importância estratégica, recebe explosivos subterrâneos. A intenção é impedir o avanço de forças inimigas e, ao mesmo tempo, impor-lhe perdas humanas e danos materiais. É desnecessário lembrar que campos minados representam enorme perigo para pessoas despreparadas. Somente especialistas antibombas equipados com equipamento próprio de rastreamento e muito conhecimento técnico, além de enorme dose de controle emocional, são capazes de atravessar esses terrenos e desativar os artefatos.

Capítulo 2 – Please, don't go

Você se arriscaria a atravessar um campo desses sem necessidade e desprovido dos conhecimentos técnicos de um especialista? Muito provavelmente, não. No entanto, de maneira metafórica, muitas pessoas arriscam-se em tais situações. Em minha experiência pessoal e profissional, tenho visto gente que insiste em atravessar campos minados nos relacionamentos amorosos, na necessidade de controlar a vida dos filhos, na dependência emocional de amigos e situações semelhantes. E pior — mesmo sabendo, seja por experiência própria ou não, que tais *aventuras* hão de levá-los à destruição, continuam insistindo. São pessoas que alimentam fantasias e sabotam a si mesmas, como se tivessem vendas nos olhos.

Amores passionais, a força da vontade humana, carências — há pessoas que mergulham em relações onde quem está à volta vê com clareza o engano e o perigo real, mas a pessoa envolvida está cega porque seu coração está enganado. A respeito disso, recomendo a série *Dirty John — O golpe do amor*, exibida pela Netflix. É um exemplo muito bom do tipo de relacionamento que constitui um campo minado.

A pedra de gelo do abandono, quando cresce sem controle, pode impactar a vida de pessoas que colocam a pessoa amada acima de tudo, desenvolvendo dependência em relação a ela. Elas agridem, ameaçam matar ou cometer suicídio, perseguem a pessoa supostamente amada. Controlam o ir e vir do outro, monitoram redes sociais, perscrutam e-mails e telefonemas, fantasiam traições que não existem.

Não se permita morrer num terreno minado de bombas. Se essa pedra de gelo é severa e impacta significativamente os seus relacionamentos com agressões verbais ou físicas, perseguição, controle excessivo ou rejeição a relacionamentos, causando-lhe uma dor psíquica constante, considere a necessidade de ajuda de um psicólogo.

Há um ditado que diz que o amor é cego. Prefiro a análise registrada no livro bíblico do profeta Jeremias 17:9: "Enganoso é o coração, mais do que todas as coisas, e perverso; quem o conhecerá?"

> Observe seus pensamentos, seus sentimentos e suas ações. Busque racionalizar aquilo que lhe vem à mente e identifique em quais situações você se sente mais vulnerável.

Quebrando as pedras de gelo emocionais

Quero lhe propor uma reflexão: faz sentido viver desse jeito. Observe seus pensamentos, seus sentimentos e suas ações. Busque racionalizar aquilo que lhe vem à mente. Identifique em que situações você se sente mais vulnerável. É importante termos consciência da forma como temos vivido. Será que não há outras coisas ao seu redor que são importantes e preciosas, mas que você simplesmente esqueceu-se de perceber?

Exercício

Imagine um balão de oxigênio que seja necessário hoje para o seu respirar. Classifique, de acordo com o grau de importância, usando uma escala de zero a 10, os seguintes elementos:

Cônjuge ou namorado _____

Filhos _____

Trabalho ou estudo _____

Propósito de vida _____

Deus _____

Amigos _____

Conselhos do líder religioso _____

Dinheiro _____

Liberdade _____

Carreira _____

Bens materiais _____

Família _____

Animais de estimação _____

Outros (especificar) _____

Agora escreva quais são os cinco itens mais representativos para você, classificando-os em percentuais, sendo que a somatória precisa ser 100%

_____
_____
_____
_____
_____
_____

Escreva quais são os sentimentos e as emoções que seu *balão de oxigênio* gera:

_____
_____
_____
_____

Como você se comporta?

_____
_____
_____
_____

(Caso as respostas dos exercícios 2 e 3 sejam negativas, você precisa estar mais atento aos campos minados que tem atravessado.)

CAPÍTULO 3

O DRAMA DA DESCONFIANÇA

Fatos ocorridos no passado tendem a se tornar fantasmas que assombram o presente e ameaçam o futuro

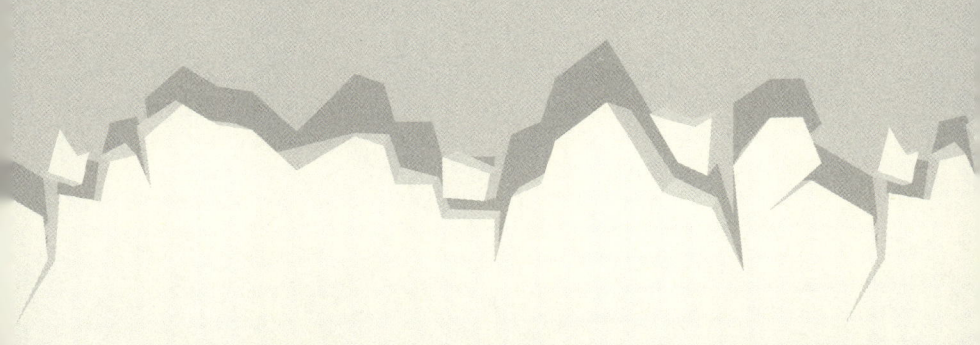

Tamar era uma jovem princesa da Antiguidade. Ela era hebreia, filha do rei Davi, de Israel, e viveu, segundo os estudos de Arqueologia Bíblica, por volta do ano 1.000 a.C. Sua história é contada no Antigo Testamento. Tamar tinha vários irmãos e meio-irmãos, e como era tradição nas culturas orientais, a família era elemento essencial da vida em sociedade. Da mesma forma, o gênero feminino era mantido em grande submissão aos parentes homens, fossem eles pais, tios ou irmãos. Diferentemente dos dias de hoje, a vontade de uma mulher, na família, não era levada em consideração na maioria das decisões.

Assim, Tamar provavelmente foi educada para obedecer sem questionar. Formosa, segundo o relato bíblico, ela despertou paixões proibidas em um de seus meio-irmãos, Amnom. De maneira ardilosa, Amnom fez saber ao pai que se encontrava doente e precisava de que Tamar lhe dispensasse cuidados pessoais, inclusive que cozinhasse para ele. Com a permissão do rei, a jovem princesa, ainda virgem, foi à casa de Amnom, onde acabou forçada e violentada.

Após o incesto, ele sentiu aversão por sua vítima e a pôs para fora com as vestes rasgadas, em sinal de humilhação, conforme a cultura em que viviam. O crime caiu como uma bomba sobre a família real. Embora indignado com a atitude do filho, Davi não o puniu, provocando um clima péssimo entre os demais filhos. Tempos depois, um dos irmãos de Tamar, Absalão, assumiu sua guarda e armou uma cilada contra Amnom. Em uma festa, Absalão esperou que o irmão estivesse embriagado e promoveu o seu assassinato como forma de vingança.

Essa história tão atual nos leva a questionar um dos mais nobres sentimentos humanos: a confiança.

- "Não confio nas pessoas."
- "Guardo um misto de emoções (raiva, medo e revolta). Minha família não sabe."

- "Meu pai traiu minha mãe. Não confio em homens."
- "A intenção deles é só me prejudicar."
- "Eu sei que ele irá me trair."
- "Não confio em ninguém."
- "Ela está armando uma arapuca para me pegar."
- "Todos só querem tirar vantagem de mim."
- "Eu tenho medo de me aproximar das pessoas."

> A tragédia pessoal de Tamar, ocorrida há 3 mil anos, continua atual e nos leva a questionar um dos mais nobres sentimentos humanos: a confiança.

O abuso e a desconfiança constituem a segunda pedra de gelo emocional. Certa paciente, a quem chamaremos Jaqueline, procurou meus serviços profissionais com uma queixa bem específica — e, de certa forma, em desacordo com o que temos visto nos dias de hoje:

— Eu não quero que as pessoas saibam o que está acontecendo na minha vida. Por isso, não utilizo redes sociais.

— Está tudo bem — respondi. — É uma escolha sua.

— Mas, e se falarem de mim ou me caluniarem? E se disserem coisas que não são reais a meu respeito? Já vivi isso no passado; há tantas pessoas invejosas, doutora...

A preocupação dela era grande, e Jaqueline parecia bem perturbada com isso. Procurei fazê-la ver suas preocupações por outra perspectiva;

— Há, também, pessoas boas, que celebram nossas conquistas.

Contudo, ela estava irredutível:

— Eu me sinto uma prisioneira — reconheceu. — Vivo reclusa, isolada. Eu não faço nada de errado, mas escondo a minha vida. Não quero que ninguém fale de mim.

— Isso faz sentido, Jaqueline? Será que você consegue, realmente, manter sua vida escondida?

Ela começou a chorar:

— Eu sei que não, mas eu queria tanto...

Percebi que era necessário lhe dar segurança. Então, argumentei que, presente ou ausente, exposta ou reclusa, nada iria impedir que alguém falasse algo sobre ela:

Capítulo 3 - O drama da desconfiança

— Nós não controlamos o que os outros pensam, sentem ou dizem a nosso respeito. Precisamos mergulhar mais fundo para entender essa pedra de gelo emocional, Jaqueline.

— Sim, doutora — ela disse, resignada.

A origem do abuso e desconfiança,[1] como citado no livro *Reinventing your life* [Reinventando sua vida], está relacionada a alguns fatores:

- Abuso físico na infância (agressões físicas).
- Abuso sexual na infância ou toques.
- Pessoas da família que manipulavam e mentiam.
- Sofreu punição e retaliação na infância.
- *Bullying*.

A desconfiança e o abuso geram um misto de sentimentos: dor, medo, raiva e ansiedade são alguns deles. Quem apresenta essa característica tem o pensamento distorcido de que sempre haverá alguém que irá prejudicá-lo, mentindo, traindo ou obtendo vantagens às suas custas. Por isso, tende a evitar intimidade e não compartilha sentimentos profundos. Por outro lado, poderá abusar ou trair outras pessoas como uma espécie de "ataque preventivo", acreditando que, dessa forma, não será abusado. A pessoa está o tempo todo em estado de alerta e não relaxa, seja nos relacionamentos amorosos, nas relações profissionais, nas amizades etc.

> A desconfiança e o abuso geram um misto de sentimentos: dor, medo, raiva e ansiedade são alguns deles.

Fatos ocorridos no passado tendem a se tornar fantasmas que assombram o presente e ameaçam o futuro. Geralmente, a expectativa é de que "os outros" vão mentir, trair ou obter vantagens sobre ela de várias maneiras. Em alguns casos, é possível observar uma tendência a se aproximar de parceiros e amigos abusadores. Pessoas assim, quando menos se espera, já estão envolvidas no mesmo ciclo abusivo, seja como

---

1 *Reinventing Your Life* [Reinventando sua vida]. Jeffrey E. Young , Janet S. Klosko. Nova York, 1994: Plume.

vítimas ou protagonistas. Seus relacionamentos são baseados no medo, na punição, na manipulação.

Em todos os casos, a recomendação básica é a mesma: buscar ajuda. Converse com um amigo, familiar ou pessoa de confiança e fale desse *iceberg* da alma que impacta significativamente a sua vida. Procure também a assistência de um psicólogo, o qual vai lhe ajudar a tratar essa ferida que, muitas vezes, está aberta, e o paciente nem percebe.

A denúncia, seja ela no âmbito corporativo ou familiar, é muito importante — e delicada, também. Porém, só vencemos o abuso com a denúncia. Como este livro tem como missão quebrar pedras de gelo e também combater o silêncio (a minha bandeira), quero encorajar a leitora ou o leitor a analisar essa possibilidade.

No ambiente corporativo, o assédio moral é uma realidade que geralmente desencadeia péssimos resultados. Ele pode ocorrer na forma direta, como acusações, insultos, gritos ou humilhações públicas, ou indiretamente, por meio da propagação de boatos, isolamentos ou exclusão. As principais formas de assédio moral no trabalho são:

- Não atribuir tarefas ao trabalhador, deixando-o com sentimento de inutilidade.
- Dar instruções erradas com o fim de prejudicá-lo.
- Atribuir ao trabalhador erros que ele não cometeu.
- Dirigir-lhe críticas em público.
- Fazer brincadeiras de mau gosto com sua pessoa.
- Impor horários e obrigações sem justificativas.
- Submeter o funcionário a humilhações públicas ou particulares.
- Mover perseguições contra o trabalhador.
- Impor punições injustas à vítima.
- Omitir-lhe informações necessárias para o desempenho de suas funções.

Para se caracterizar o assédio moral no trabalho, a ofensa geralmente tem que se dar de maneira frequente e prolongada. Contudo, embora bastante divulgada e combatida em reportagens, publicações e debates, bem como nas próprias empresas, sabemos que o número de empregados que denunciam o assédio moral ainda é muito baixo, pois o trabalhador vitimizado receia ser demitido ou sofrer perseguições.

Realidade no passado bíblico, a violência sexual continua sendo uma triste realidade no Brasil.

> Guardar a amargura dentro de nós não é bom porque ela tira a alegria da vida e provoca sofrimento.

De 2011 a 2017, o país teve um aumento de 83% nas notificações gerais de abuso contra crianças e adolescentes, segundo boletim epidemiológico divulgado pelo Ministério da Saúde. No período, foram notificados 184.524 casos de violência sexual, sendo 58.037 (31,5%) contra crianças e 83.068 (45%) contra adolescentes.

A maioria das ocorrências, tanto com crianças quanto com adolescentes, ocorreu dentro de casa, e os agressores são pessoas do convívio das vítimas — geralmente, familiares. O estudo também mostra que a maioria das violências é praticada mais de uma vez.

Vinculado à Secretaria de Direitos Humanos, o Disque 100 é um serviço que oferece proteção a crianças e adolescentes vítimas desse tipo de crime. Ele atua como meio de comunicação entre a população, que faz a denúncia, e o poder público, que tem a responsabilidade de apurar os fatos, proteger o menor e punir os criminosos.

Quebrando as pedras de gelo emocionais

Exercício1: Coragem e ponderação

Pense numa situação na qual você se sente ameaçado(a). Pode ser uma ameaça de qualquer tipo, real ou imaginária, que lhe causa preocupação e transtorno. Qual é essa situação?

_____
_____
_____
_____

Quais são os pensamentos que essa situação gera em você?

_____
_____
_____
_____

Assinale os sentimentos que esta situação gera em você:
( ) Ansiedade
( ) Tristeza
( ) Desespero
( ) Insegurança
( ) Culpa
( ) Frustração
( ) Medo

Capítulo 3 – O drama da desconfiança

De que forma você pode enfrentar esta ameaça usando racionalidade, bom senso e equilíbrio emocional?

_____

_____

_____

_____

Exercício 2: Quero me esvaziar de mim

A amargura é um sentimento ruim. Ele causa sofrimento, tristeza e ressentimento. Amargura, como o próprio nome já diz, gera um gosto muito amargo. Guardar a amargura não é bom porque tira a alegria da vida e provoca sofrimento, na medida em que muitas das situações que desencadeiam esse sentimento não podem ser revisitadas e resolvidas.

Escreva aqui as coisas que, na sua opinião, lhe causam amargura em relação a fatos ocorridos (pessoas, experiências, erros cometidos etc.):

_____

_____

_____

_____

Pense agora em quais atitudes e decisões você deve tomar para superar esses sentimentos. Pode ser a escolha por perdoar aquela ou aquelas pessoas que lhe fizeram mal, corrigir um erro do passado ou, simplesmente, entender que certas coisas não podem ser mudadas e escolher viver sem a tristeza por ela provocada:

_____

_____

_____

_____

Exercício 3: Escolhas

Escreva algumas frases que expressem sua nova motivação a respeito das situações descritas no primeiro item, combinadas com as atitudes listadas no segundo item. Comece as frases sempre com a expressão "Eu escolho viver..."

Eu escolho viver _____

Eu escolho viver _____

Eu escolho viver _____

Eu escolho viver _____

Eu escolho viver _____

CAPÍTULO 4

A SOLIDÃO DA LIDERANÇA

É preciso conhecer-se a si mesmo
para descobrir as próprias potencialidades

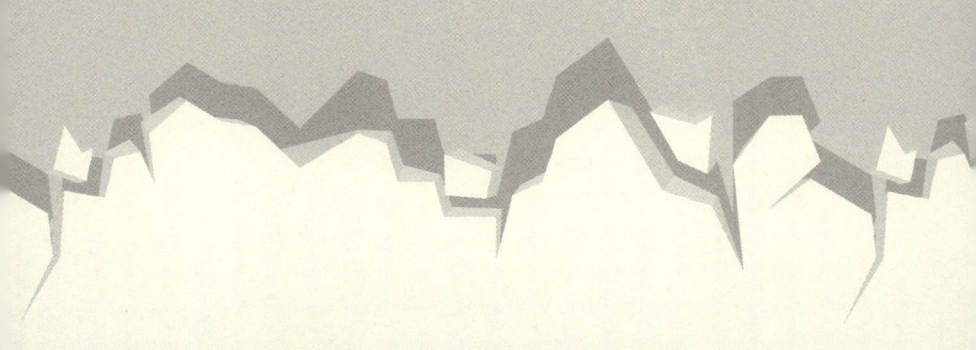

Até quando te esquecerás de mim, Senhor? Para sempre? Até quando esconderás de mim o teu rosto? Até quando consultarei com a minha alma, tendo tristeza no meu coração cada dia? Até quando se exaltará sobre mim o meu inimigo? Atende-me, ouve-me, ó Senhor meu Deus; ilumina os meus olhos para que eu não adormeça na morte; para que o meu inimigo não diga: Prevaleci contra ele; e os meus adversários não se alegrem, vindo eu a vacilar. Mas eu confio na tua benignidade; na tua salvação se alegrará o meu coração. Cantarei ao Senhor, porquanto me tem feito muito bem.

Salmos 13:1-6

Este texto bíblico consta do livro de Salmos, um compêndio de poesias e composições cujo autor, em sua maioria, é o rei Davi. Já falamos sobre ele no capítulo anterior. Ele exerceu o segundo reinado no antigo Israel e consolidou aquela nação, instituindo sua capital em Jerusalém e conquistando povos e terras vizinhas, Sim, Davi foi grande em seu tempo. No entanto, padecia dos mesmos males que a maioria dos líderes: angústia, cansaço e desesperança. Homem de guerra, Davi não fugia de uma luta e enfrentava os desafios externos com coragem. Porém, como era apenas humano, como todos nós, teve seus momentos de fraqueza.

Em vários capítulos do livro de Salmos, Davi expressa suas aflições e questionamentos. Embora tivesse uma fé muito forte, capaz de superar gigantes — sua vitória épica contra o poderoso filisteu Golias é um dos episódios mais conhecidos da Bíblia –, ele expressa, em seus textos, dúvidas essenciais acerca de sua condição como pessoa e como líder. Davi se mostra inconformado com as injustiças e revela-se incapaz de domar os próprios pensamentos ao contemplar os abismos de sua própria alma. No seu caso, tudo era potencializado por sua condição de liderança. Afinal, dele se esperava não só a segurança dos reis como a capacidade de conduzir os destinos de seu povo.

Quando assumimos papéis de autoridade, seja em casa — na condição de pai, mãe ou responsável —, no trabalho (cargos de chefia e gestão) ou no ambiente eclesiástico, como pastores e líderes, devemos saber que, mais do que as demandas dessas funções em si, teremos de dar conta de nossa própria humanidade, e a utopia da perfeição pode ser um obstáculo a mais.

Já ouvi, na clínica de Psicologia, nas empresas onde trabalhei e até no campo missionário, afirmações de pessoas que, investidas em funções de liderança, esqueceram de sua condição humana e demonstravam ser fortes o tempo todo. A todos aqueles com que tive oportunidade de falar, disse apenas uma coisa: "Você vai falhar."

Líderes geralmente carregam suas próprias pedras de gelo emocionais. (Alguns, na verdade, têm dentro de si verdadeiros *icebergs*.) No seu caso, com o agravante de não se permitir compartilhá-los com ninguém e buscar ajuda. É comum ouvirmos deles afirmações como:

- "Como eu faço para esconder o que sinto? Porque eu não posso sentir isso."
- "Eu vou engolir isso, e uma hora vai passar."
- "Está pesado demais."
- "Todos podem largar tudo, mas eu não. Há muitas pessoas que dependem de mim."
- "Sinto-me sozinho e cansado, mas ninguém sabe. Eu sou o líder, então não há outra opção."
- "Pais e líderes devem carregar fardos pesados. Assim é a vida."
- "Eu tenho que aguentar."
- "Não tenho mais alegria no que faço."

A privação emocional é a terceira pedra de gelo emocional. Pessoas com privação emocional muitas vezes relatam histórias de vida em que não receberam afeto, carinho e atenção de quem lhes era mais próximo. Além disso, revelam que não puderam expressar livremente suas emoções mais profundas durante a maior parte de suas vidas. Pessoas assim se sentem incompreendidas e solitárias no mundo, privadas de amor, invisíveis e vazias. Quem padece com os efeitos da privação emocional tende a requerer das pessoas que lhes são próximas aquilo de que necessitam emocionalmente. Não expressam, exatamente, desejo de amor e conforto; em vez disso, concentram-se em fazer questionamentos, mas pouco dizendo acerca de si mesmas, agindo como se tivessem uma força que sabem não possuir.

Quando estive em Angola, em 2016, vivi um momento de muita tribulação na minha vida pessoal, a ponto de quase ter cancelado a viagem. Se não fosse pelo apoio e direção da minha liderança espiritual, creio que teria desistido daquela viagem missionária. Naquela época, eu liderava uma célula em minha casa. No contexto evangélico, células são pequenos grupos que se reúnem periodicamente para praticar a sua fé na forma de orações, estudos bíblicos e comunhão cristã. Geralmente, a célula está ligada a um organismo maior, a igreja — daí a nomenclatura utilizada.

Lembro-me de que, muitas vezes, eu chegava do trabalho com a responsabilidade de conduzir aquele grupo sentindo-me incapaz de fazê-lo. Nessas ocasiões, eu orava a Deus, pedindo a ele que me capacitasse para aquele trabalho tão importante, pelo qual muitas pessoas ansiavam a semana inteira. Por mim mesma, eu considerava impossível ministrar a Palavra, pois internamente estava abatida, assim como Davi relata no salmo 42:5: "Por que estás abatida, ó minha alma, e por que te perturbas em mim?"

> Davi se mostra inconformado com as injustiças e revela-se incapaz de domar os próprios pensamentos ao contemplar os abismos de sua alma.

A capacitação vinha do alto e, durante os louvores, eu já era transformada e conseguia cumprir aquilo que Deus havia designado para mim. Lembro também de ter chegado a conversar com meus filhos sobre se aquele era o momento mesmo de ir à África. Recebi muito apoio de todos, e após buscar aconselhamento, orar e jejuar a respeito daquele propósito, embarquei para Angola.

Já hospedada na casa missionária naquele país, eu estava descansando após um longo dia de trabalho na Aldeia Nissi quando ouvi alguém chamando meu nome. Era uma colega missionária que queria falar comigo. "Você foi convidada a pregar em um retiro de líderes", ela disse. Meu primeiro pensamento foi: "Deus, o Senhor está brincando comigo!" Eu não me sentia capaz, em absoluto, de dizer algo àqueles líderes. Logo eu, que enfrentara dúvidas e lutas internas antes de viajar àquele lugar?

Foi então que o texto de Jeremias, capítulo 20, começou a arder em meu coração. Eu já conhecia a passagem e, à primeira vista, não a achei adequada para compartilhar com aquele tipo de público.

Silêncio...

Lutei horas. Tentava escrever algo, uma mensagem de perseverança, e nada. Mais silêncio e nenhuma outra inspiração. Finalmente, eu me rendi e disse ao Senhor que, se aquele era o seu propósito, eu iria testemunhar de minhas angústias, usando como elemento de fundamentação apoio aquele texto:

> E Pasur, filho de Imer, o sacerdote, que havia sido nomeado presidente na casa do Senhor, ouviu a Jeremias, que profetizava estas palavras. E feriu Pasur ao profeta Jeremias, e o colocou no cepo que está na porta superior de Benjamim, na casa do Senhor. E sucedeu que no dia seguinte Pasur tirou a Jeremias do cepo. Então disse-lhe Jeremias: O Senhor não chama o teu nome Pasur, mas, Terror por todos os lados. Porque assim diz o Senhor: Eis que farei de ti um terror para ti mesmo, e para todos os teus amigos. Eles cairão à espada de seus inimigos, e teus olhos o verão. Entregarei todo o Judá na mão do rei de Babilônia; ele os levará presos a Babilônia, e feri-los-á à espada.
> Também entregarei toda a riqueza desta cidade, e todo o seu trabalho, e todas as suas coisas preciosas, sim, todos os tesouros dos reis de Judá entregarei na mão de seus inimigos, e saqueá-los-ão, e tomá-los-ão e levá-los-ão a Babilônia. E tu, Pasur, e todos os moradores da tua casa ireis para o cativeiro; e virás a Babilônia, e ali morrerás, e ali serás sepultado, tu, e todos os teus amigos, aos quais profetizaste falsamente.
> Persuadiste-me, ó Senhor, e persuadido fiquei; mais forte foste do que eu, e prevaleceste; sirvo de escárnio todo o dia; cada um deles zomba de mim. Porque desde que falo, grito, clamo: Violência e destruição; porque se tornou a palavra do Senhor um opróbrio e ludíbrio todo o dia.
> Então disse eu: Não me lembrarei dele, e não falarei mais no seu nome; mas isso foi no meu coração como fogo ardente, encerrado nos meus ossos; e estou fatigado de sofrer, e não posso mais.Porque ouvi a murmuração de muitos, terror de todos os lados: Denunciai, e o denunciaremos; todos os que têm paz comigo aguardam o meu manquejar, dizendo: Bem pode ser que

Capítulo 4 – A solidão da liderança

se deixe persuadir; então prevaleceremos contra ele e nos vingaremos dele. Mas o Senhor está comigo como um valente terrível; por isso tropeçarão os meus perseguidores, e não prevalecerão; ficarão muito confundidos; porque não se houveram prudentemente, terão uma confusão perpétua que nunca será esquecida.

Tu, pois, ó Senhor dos Exércitos, que provas o justo, e vês os rins e o coração, permite que eu veja a tua vingança contra eles; pois já te revelei a minha causa. Cantai ao Senhor, louvai ao Senhor; pois livrou a alma do necessitado da mão dos malfeitores.

Maldito o dia em que nasci; não seja bendito o dia em que minha mãe me deu à luz.

Maldito o homem que deu as novas a meu pai, dizendo: Nasceu-te um filho; alegrando-o com isso grandemente. E seja esse homem como as cidades que o Senhor destruiu e não se arrependeu; e ouça clamor pela manhã, e ao tempo do meio-dia um alarido.

Por que não me matou na madre? Assim, minha mãe teria sido a minha sepultura, e teria ficado grávida perpetuamente! Por que saí da madre, para ver trabalho e tristeza, e para que os meus dias se consumam na vergonha?

Com essas palavras queimando no meu ser, fui àquele compromisso. Ao chegar ao local do retiro, todos me receberam com amor e alegria, sem imaginar a luta que se travava em meu coração. Compartilhei com o grupo o capítulo 20 de Jeremias. Falei, com sinceridade, de minhas angústias e lutas pessoais, comparando-as com as enfrentadas pelo profeta. Disse àqueles irmãos sobre o desafio de se liderar outros quando nossa própria alma grita de dor.

> Líderes geralmente carregam suas próprias pedras de gelo emocionais. No caso deles, com o agravante de não se permitirem compartilhá-las com ninguém e buscar ajuda.

Jeremias proferiu mensagens diferentes para diversas épocas, e suas pregações nunca foram populares. O personagem que emerge das páginas do livro é um homem com profundas lutas interiores e dúvidas acerca do propósito de seu chamado, que questiona até o motivo de estar vivo. Contudo, embora corroído pela desesperança, Jeremias era um homem de fé e buscou o consolo no Senhor.[2]

---

2 *Quem é quem na Bíblia Sagrada*. Paul Gardner. São Paulo, 2005: Vida.

Quando terminei meu relato, perguntei se algum líder também passava por situação semelhante. Comovida, contemplei que a maioria dos presentes se colocaram de pé, admitindo que eles também sofriam em silêncio. E naquele dia, em um local tão distante de minha casa e cercado por pessoas a quem eu não conhecia e que jamais voltaria a ver nesta vida, choramos juntos e unimos nossa fé e nossas fraquezas para, como um só corpo, clamarmos a Deus por cura.

Tenho aprendido muito desde aquele retiro. Uma das lições — a qual, acredito, se aplica a qualquer pessoa que exerça alguma liderança, tanto na própria família quanto numa grande empresa ou organização religiosa — é a de que sentimos ansiedade, tristeza e temor porque somos humanos. Foi libertador, para mim e para aquelas pessoas na reunião em Angola, admitir nossas dores. Por isso, não importa a posição que você ocupe, jamais se esqueça de que você é humano, falho e imperfeito, e que, em muitas ocasiões, será preciso gritar por ajuda.

Nas palestras que realizo para líderes, eu enfatizo que carregar peso demais adoece o corpo e a mente. E, não somente você — sua família, seu grupo e as pessoas submetidas a você vão adoecer junto. É tolice acreditar que podemos suportar tudo. Não é vergonha admitir que precisamos de ajuda, de um ombro amigo ou simplesmente de alguém que nos ouça.

Converso muito com Deus sobre isso. Peço o cuidado dele em muitos momentos, mas aprendi também que preciso sinalizar que sou humano àqueles que estão à minha volta — sobretudo, àqueles que equivocadamente me veem como uma rocha. Portanto, queridos líderes, educadores, pastores, gerentes, pais e mães, psicólogos, nunca se esqueçam: vocês são humanos.

Há, basicamente, três tipos de privação emocional:

- Carinho — A pessoa sente que ninguém se dispõe a abraçá-la, a prestar atenção nela e a lhe dar afeto físico.
- Empatia — Quem sofre de privação emocional acredita que ninguém se dispõe a ouvi-lo. Acha também que as pessoas não entendem como se sente.
- Proteção — Sente que ninguém está disposto a protegê-lo ou conduzi-lo.

Capítulo 4 – A solidão da liderança

A negação a si mesmo, aos próprios desejos e expectativas, leva o indivíduo à privação emocional. Certo paciente, a quem daremos o nome Martin, contou-me que abriu mão da carreira para se dedicar àquilo que considerava um chamado divino para a obra missionária. Formado em Pedagogia, com fluência em dois idiomas, ele era um professor com uma carreira estável em escolas públicas e particulares. Martin decidiu, com a futura esposa, que, após o casamento, ambos dedicariam a vida à obra missionária. Inicialmente receberiam um apoio financeiro da família de Martin e da igreja que o estava enviando.

> A negação a si mesmo, aos próprios desejos e às expectativas leva o indivíduo à privação emocional.

Ele conheceu aquela que viria a ser sua esposa no continente africano, e o casal assumiu um lindo projeto com crianças carentes numa comunidade isolada. Foram cinco anos dedicados a cuidar daquelas crianças. Findo tal período, Martin já não era a mesma pessoa. Ele relata: "Percebo que eu me esqueci de mim mesmo nesses anos. Estou tão cansado, tão triste. Tudo perdeu o sentido. Nem sei mais quem eu sou."

Fui acionada para atender aquele missionário, e prontamente iniciei atendimentos *on-line*. Essa modalidade é uma boa solução para contornar a distância física entre terapeuta e paciente. É a tecnologia a favor da saúde mental.

Primeiramente, veio a negação: "Não preciso disso. É um exagero da minha esposa. Eu estou bem", respondeu ele ao meu primeiro contato.

Com um diagnóstico claro de depressão, esse missionário lutou muito em aceitar sua situação. Como tantos outros que exercem liderança, ele pensava que não podia se dar ao luxo de pedir ajuda nessa área, já que era responsável por liderar tantas pessoas. Ele cometeu um erro comum, em se tratando de pessoas religiosas: confundir doença com problemas espirituais. Aquele missionário dizia para si mesmo que seus problemas eram uma luta espiritual, uma espécie de opressão. É bem verdade que esse tipo de quadro existe e é largamente mencionado na Bíblia Sagrada. No entanto, é preciso haver equilíbrio e lucidez para se identificar corretamente o que é questão meramente espiritual e o que é enfermidade.

No meu livro *Vencendo o silêncio da alma* (Ágape), esclareço sobre o tema da depressão. Ela é resultado de uma complexa interação de fatores sociais, psicológicos e biológicos, e pode ser diagnosticada ainda em seu início. Existem critérios médicos para se fazer tal avaliação, e, portanto, o leigo não pode (e nem deve) fazer diagnóstico sem auxílio de um profissional.

É importante observar alguns sinais e a intensidade deles, assim como a duração (acima de uma a duas semanas). Caso identifique de três a quatro sintomas abaixo listados, procure um médico:

- Tristeza persistente, ansiedade ou sensação de vazio.
- Sentimentos de desesperança e pessimismo.
- Sentimentos de culpa, de não valer nada ou de estar sem ajuda.
- Perda de interesse ou prazer em atividades e *hobbies* que, em outras épocas, eram apreciados, incluindo sexo.
- Insônia, acordar cedo sem querer ou muito sono.
- Perda ou ganho de peso ou apetite.
- Diminuição da energia, fadiga ou sensação de estar "parando".
- Pensamentos de morte e suicídio.
- Tentativas de suicídio.
- Dificuldade em se concentrar, relembrar ou tomar decisões.
- Sintomas físicos persistentes que não respondem a tratamento, como dores de cabeça, distúrbios digestivos e dores crônicas.
- Choro em excesso, irritabilidade ou isolamento social.

Já as crises de ansiedade se refletem em sintomas como dificuldade de concentração, medo, pensamento acelerado, enjoo, dor no peito, tensão muscular, falta de ar etc. O pensamento se fixa em algo que poderá acontecer no futuro, mesmo quando há pouca probabilidade de ocorrer. Geralmente, quem tem crises de ansiedade sofre por antecipação e tem distorções de pensamento, como, por exemplo, pensamentos negativos que impossibilitam o indivíduo de enxergar alternativas, já que o foco está nas situações difíceis.

Capítulo 4 – A solidão da liderança

Não se pode negligenciar diagnósticos de males de natureza neurológica e psiquiátrica, como ansiedade ou depressão. Esta já é uma das doenças mais disseminadas no planeta, responsável por elevados índices de absenteísmo ao trabalho, desajustes familiares e suicídio. De acordo com a *Folha Informativa* de março 2018 da Organização Pan-Americana da Saúde (OPA), a depressão é um transtorno mental frequente. Em todo o mundo, estima-se que mais de 300 milhões de pessoas, de todas as idades, sofram com essa enfermidade, com prevalência maior entre as mulheres. A depressão é a principal causa de incapacidade em todo o mundo, e contribui de forma importante para a carga global de doenças.

Embora existam tratamentos eficazes conhecidos para a depressão, menos da metade das pessoas afetadas no mundo (em muitos países, menos de 10%) recebem tais tratamentos. Os obstáculos ao tratamento eficaz incluem a falta de recursos, escassez de profissionais treinados e o estigma social ainda associado aos transtornos mentais.

Ainda segundo as estatísticas da OPA, o número de pessoas que vivem com depressão aumentou 18% entre 2005 e 2015. A prevalência é maior entre as mulheres. No Brasil, os dados disponíveis apontam que 5,8% da população — algo em torno de 11,5 milhões de pessoas — são acometidos pela depressão. Já os distúrbios relacionados à ansiedade afetam 9,3% dos brasileiros.

Baixos níveis de reconhecimento e falta de acesso a tratamentos para depressão e ansiedade levam a uma perda econômica global estimada de mais de 1 trilhão de dólares americanos a cada ano. O estigma associado a esse transtorno mental também permanece elevado, dificultando ainda mais o acesso ao tratamento adequado.

ANSIEDADE | ESTRESSE | DEPRESSÃO
O QUE DIZEM OS DADOS DE SAÚDE DO MUNDO

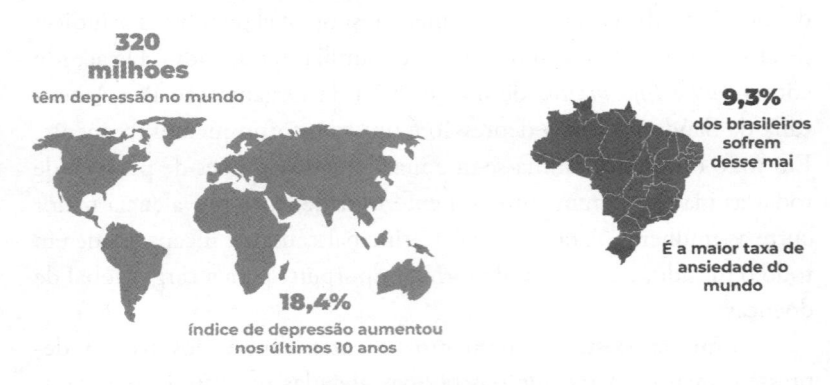

320 milhões
têm depressão no mundo

9,3%
dos brasileiros sofrem desse mal

É a maior taxa de ansiedade do mundo

18,4%
índice de depressão aumentou nos últimos 10 anos

US$ 1 trilhão
é o custo da depressão e da ansiedade à economia mundial por ano

Fonte: OMS

Recentemente tive um sonho bem intrigante. Sonhei que estava na igreja e vi uma pessoa coberta de feridas. Sua pele tinha um péssimo aspecto, como se estivesse descascando. Abordei-a, oferecendo ajuda, mas ela recusou. Então, ainda no sonho, falei com pessoas a quem conhecia para que fizessem alguma coisa, pois fiquei muito angustiada. Porém, ninguém ali tinha percebido suas feridas na pele. "Estive com ela ontem mesmo e não vi nada", disse-me um médico, no sonho.

Mais tarde, percebi que as marcas que vira naquela pessoa do sonho não, eram, na verdade, feridas físicas. Antes, eram como que chagas da alma. Por isso, ninguém mais as percebia. Então, ouvi como que Deus me dizendo que, através daquela experiência, estava me dando a oportunidade de ver e entender o que é a dor de alma.

Penso que, de maneira análoga à daquele sonho, há muitas e muitas pessoas na mesma situação. Elas enfrentam pesadas dores na alma. Sangram por dentro, mas seu sofrimento é invisível aos nossos olhos. O missionário Martin, que relutava em aceitar ajuda para suas angústias existenciais, faz parte desse grupo de pessoas que sangram por dentro e, por ficar em silêncio, ninguém se dá conta do tamanho de seu sofrimento.

TRANSTORNO DE ANSIEDADE

264 MILHÕES
DE PESSOAS
MO MUNDO

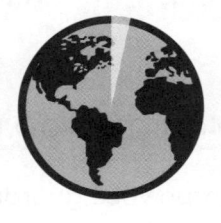

MÉDIA MUNDIAL
3,6%
DA POPULAÇÃO

Fonte: Global Health Estimates/OMS

"É engraçado eu estar aqui, conversando com uma psicóloga. Eu, um pastor, que sempre aconselho as pessoas e as ajudo a encontrar solução para seus problemas, sempre ouço, e agora sou eu que irei falar." Assim começou o discurso de Henrique, um jovem pastor a quem atendi certa vez. Ele falou ininterruptamente por 40 minutos. "O mais curioso", prosseguiu, "é que eu a procurei para entender e apoiar um familiar com crises de ansiedade, mas percebo agora que eu preciso também cuidar de mim."

Com os olhos marejados, Henrique abaixou a cabeça e se calou. Lembrei-me das palavras de Jesus registradas em Mateus 5:4: "Bem-aventurados os que choram, pois serão consolados."

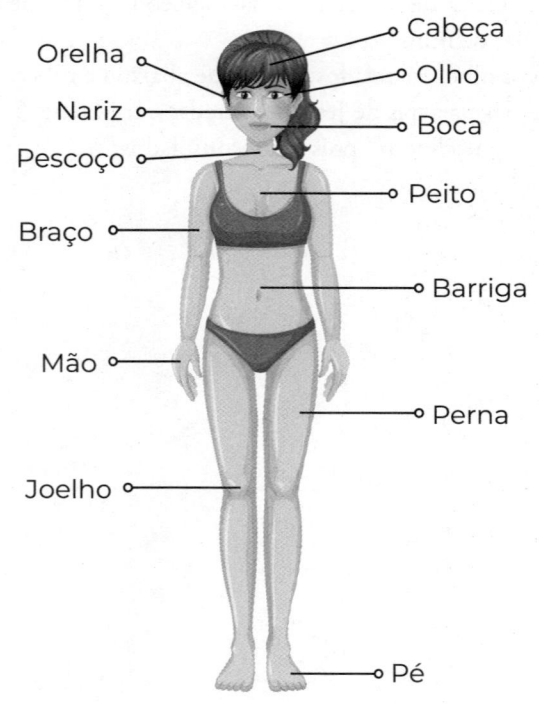

Quebrando as pedras de gelo emocionais

Exercício – Onde eu guardo as emoções?

Em que parte do seu corpo você guarda as emoções?
Medo
Raiva
Angústia
Tristeza
Alegria
Vergonha
Ansiedade

Orelha
Nariz
Pescoço
Braço
Mão
Joelho

Cabeça
Olho
Boca
Peito
Barriga
Perna
Pé

Agora que nós já conhecemos as emoções no seu corpo, você deverá desenhar nos balões do pensamento as situações pelas quais já passou e que levaram você a sentir essa emoção.

Pensamento: _____

Qual foi a sua reação?

_____

Qual seria outra forma racional, embasada em fatos e dados, para pensar sobre esse mesmo assunto sob uma perspectiva positiva?

_____

Há uma diferença entre pensamentos como "eu estou" e "eu sou". Por exemplo, eu tenho medo de avião, mas isso não me representa, pois me considero uma mulher corajosa com relação aos desafios da vida. Então, admitir que eu estou com medo de alguma coisa — no caso, viajar de avião — não significa que eu seja medrosa. Entende? Muitas vezes, praticamos generalizações e desenvolvemos pensamentos dicotômicos, do tipo oito ou oitenta, esquecendo-nos de quem realmente somos. Isso pode ocorrer devido às privações emocionais, de que já falamos nesta obra.

O exercício seguinte tem como proposta que você conheça mais a si mesmo em relação àquilo que você realmente é e os sentimentos que circunstancialmente dominam sua mente e suas emoções. Ainda lembrando da ilustração do medo de avião, enumere, na primeira lista ("Eu estou") os seus pensamentos e sentimentos sobre si mesmo. "Eu estou com medo de...", por exemplo; ou "Eu estou aborrecida porque..." Repare que essas afirmações devem dizer respeito àquilo que você sente no momento, ou seja, situações que esteja atravessando hoje ou que tenham sido experimentadas recentemente.

Eu estou_____

_____

_____

Agora, na próxima lista ("Eu sou"), você vai apresentar uma resposta específica para cada uma das situações descritas no primeiro item. Por exemplo, se a afirmação foi: "Eu estou magoado com determinada pessoa que me fez isso ou aquilo", na segunda lista você vai apresentar a si mesmo uma resposta que represente a sua real condição em relação àquele fato. Por exemplo, se a afirmação foi: "Eu estou com medo de perder meu emprego", a resposta pode ser na seguinte linha: "Mas eu sou bem qualificado, realizo um bom trabalho e, mesmo que seja demitido, tenho boas condições de me recolocar profissionalmente".

Mas eu sou _____

_____

_____

_____

Tenha sempre diante de si a lista de suas percepções emocionais acerca de si mesmo e contraponha-a à relação de respostas que apresentou a cada uma delas.

CAPÍTULO 5

SÍNDROME DE CACHORRO MORTO

Um dos piores sentimentos que nos acometem é o de inferioridade

Um dos piores sentimentos que acometem a nós, humanos, é o senso de inferioridade, que eu chamo defectividade. É aquele tipo de pensamento e ação próprios de quem não acredita em si mesmo. Pessoas com defectividade acreditam que são inferiores e inúteis. Aos seus próprios olhos, elas não são merecedoras de amor, sucesso ou satisfação. A palavra "muito" está em seu vocabulário, mas sempre de forma negativa. Sobre si mesmas, pessoas defectivas pensam que são muito feias, muito chatas, muito inadequadas, muito inseguras, muito incompetentes etc. São pessoas que carregam dentro de si uma pesada pedra de gelo emocional: a da defectividade.

Quem tem essa pedra de gelo desvaloriza a si mesmo e permite que os outros também o façam. Em ocasiões distintas, acontece o contrário: qualquer comentário depreciativo alheio é sensivelmente intenso, desencadeando no indivíduo extrema tristeza ou raiva intensa.

Pessoas com essa pedra de gelo emocional acreditam que são falhas, inferiores, inúteis ou não merecedoras de amor. Elas costumam ter uma vergonha crônica de si mesmas. Na grande maioria das vezes, os outros enxergam nelas capacidades que elas próprias são incapazes de ver:

- "Eu sou limitada. Nunca conseguirei ser aprovada neste processo seletivo."
- "Não sirvo para nada. Todos conseguem as coisas, menos eu."
- "Fui demitido porque mereci e jamais conseguirei outro emprego como o que tinha."
- "Sou uma fraude e já não consigo enganar nem a mim mesmo."
- "Todos merecem a felicidade, menos eu."

Na Bíblia, encontramos a trajetória de dois homens que também não percebiam do que eram capazes. Um deles é Moisés, o grande libertador do povo hebreu. Embora tenha passado à História devido aos seus feitos grandiosos, ele se revela, em diversos momentos, como um homem defectivo. No texto de Êxodo 4:10, podemos vê-lo argumentando com Deus no momento em que era convocado para a maior obra de sua vida: "Perdão, meu Senhor, eu não sou um homem de falar, nem de ontem nem de anteontem, nem depois que falaste ao teu servo, pois tenho a boca pesada, e pesada a língua." Embora o próprio Criador do universo o estivesse comissionando, Moisés duvidou da própria capacidade no primeiro momento. E foi só depois de bastante relutância que aceitou o encargo — e passou à posteridade como o homem que conduziu os judeus à liberdade, após séculos de escravidão no Egito.

Outro homem (este, bem menos conhecido) é mostrado na Bíblia como uma pessoa defectiva. Ele se chamava Mefibosete e era neto do primeiro rei de Israel, Saul. Ele é mencionado no livro de II Samuel. Sua ligação com Davi se deu pelo fato de ser filho de Jônatas, que era filho de Saul e viria a se tornar o melhor amigo do futuro rei de Israel.

Mais tarde, Jônatas morreu em combate ao lado de seu pai, Saul, quando Mefibosete era ainda pequeno. Para fugir da chegada dos inimigos, a ama do menino o pegou no colo para fugir, mas o texto bíblico diz que, na afobação, ela o deixou cair. O acidente provocou uma lesão permanente em Mefibosete, que tinha cinco anos de idade na ocasião. Sem acesso às modernas técnicas de tratamento e reabilitação ortopédica, o garoto ficou com os dois pés aleijados.

Passado bastante tempo, quando Davi já estava estabelecido como rei de todo Israel, ele se lembrou de seu grande amigo Jônatas, com quem, na juventude, fizera uma aliança de cuidado mútuo. Para honrar o voto feito, Davi quis saber se ainda havia alguém da descendência de Jônatas. Um antigo servo de Saul, então, contou-lhe sobre Mefibosete, que vivia no anonimato e, ainda por cima, padecendo com sua deficiência física. O rei Davi mandou chamá-lo à sua presença, o que deve ter enchido o coração de Mefibosete de temor.

Ao apresentar-se perante o rei, Mefibosete ficou sabendo que o motivo da convocação era benigno. Davi fez saber a ele do laço de amizade que tivera com seu pai e que, dali em diante, Mefibosete e sua família contariam com o favor real e que nada mais lhes faltaria. Ele até comeria da mesa do monarca, como um integrante da Corte.

Perplexo com a atitude do rei, Mefibosete, então, disse algo que demonstra, de maneira inequívoca, o sentimento que tinha acerca de si mesmo: "Eu não valho mais do que um cachorro morto! Por que o senhor é tão bondoso comigo?" Comparar-se a um cão, na cultura judaica da época, era algo extremamente depreciativo. Só por aí dá para se ter uma boa ideia do estado de espírito de Mefibosete. Quantas vezes ele deve ter ouvido, ao longo da vida, que era um incapaz? E qual a intensidade do sentimento autodepreciativo que nutrira contra si mesmo?

Felizmente, Mefibosete foi atendido em suas necessidades básicas. A Escritura não deixa claro se, depois disso, ele passou a ter uma visão melhor acerca de si mesmo. A verdade é que precisamos fazer uma varredura de tudo que já ouvimos na vida no que diz respeito a esse lixo tóxico que carregamos na mente e na alma. Essa "voz", muitas vezes, é um eco do que se ouviu, no passado, dos pais ou responsáveis, bem como de cuidadores e educadores. Vozes de críticas, que desencorajaram o indivíduo e geraram uma pedra de gelo depreciativa em seu ser, questionando sua capacidade de viver em plenitude.

Quanto à sua vida, quais são os adjetivos negativos que você fala sobre si? Quanto lixo tóxico você despeja em sua mente e no seu espírito? Até que ponto sua *temperatura* emocional tem produzido a pedra de gelo da defectividade? Todos nós temos talentos e capacidades próprias, e todos temos diferenças entre nós. E é bom que seja assim! Afinal, nossas qualidades são únicas e especiais, e ninguém melhor do que você mesmo para identificá-las em si.

> **Nossas qualidades são únicas e especiais, e ninguém melhor do que você mesmo para identificá-las em si.**

Ainda que, nesse mergulho para dentro, você perceba que determinadas situações e experiências do passado causaram danos à sua autoestima, saiba que isso não é o fim. Pense e tente antes de dizer que não tem ou não pode. Procure racionalizar e usar fatos e dados.

Em uma de minhas viagens ao continente africano, presenciei uma triste situação provocada por superstições e tradições tribais. Em determinados povos do continente, deficiências físicas e particularidades genéticas são consideradas como maldição, e seus portadores podem ser discriminados, banidos da comunidade ou mesmo mortos. É o caso do albinismo, distúrbio causado pela redução anormal da melanina, pigmento que dá a cor da pele. Sendo hereditário, o problema não tem tratamento conhecido. O corpo produz pouca ou nenhuma melanina. A pele e cabelo são quase sem cor, e muitos portadores apresentam, ainda, problemas de visão.

No caso de indivíduos de etnia negra, a diferença é ainda mais evidente. Por isso, os albinos se sentem feios e rejeitados, com baixíssima autoestima. Muitos cometem suicídio e outros sofrem até atrocidades, como amputações de membros ou mutilações pelas mãos de feiticeiros.

Estive em Angola em 2019, e uma das atividades que iria realizar seria com os albinos que estavam sendo cuidados e incluídos pela Aldeia Nissi. Nosso foco ali foi trabalhar com eles e suas famílias para resgatar sua autoestima e promover sua inclusão social. Não é tarefa fácil, já que esbarra em conceitos solidamente arraigados naquelas sociedades. Certamente, aquelas pessoas vitimizadas pela incompreensão e pelo preconceito tinham baixa autoestima; quem sabe, muitas delas se consideravam, assim como Mefibosete, como simples cachorros mortos? Quando estava pensando no que falaria àquelas pessoas, a palavra que veio à minha mente foi a seguinte: "Eles não são cachorros mortos; são trigo."

> A pedra de gelo emocional da defectividade nos leva a enxergar tudo através de lentes turvas.

Para entender a analogia, vale lembrar que o trigo é um dos alimentos básicos da humanidade ao lado de outros cereais, como o arroz e o milho. Ele faz parte da dieta humana desde a Pré-História. Não restam dúvidas, portanto, sobre sua importância na nossa mesa: de 45% a 60% das calorias ingeridas todos os dias devem vir dos carboidratos, que estão presentes no trigo e na sua farinha, que dá origem ao pão, ao macarrão, ao bolo, ao biscoito e a um sem-número de outros gêneros.

Jesus Cristo usou a figura do trigo em suas mensagens e nas parábolas que propunha aos seus ouvintes. Eram figuras metafóricas, através das quais, utilizando-se do conhecimento e da rotina de seus interlocutores, o Mestre transmitia importantes valores sociais e espirituais. Ao se dizer o "Pão da vida", o Salvador enfatizou aos seus discípulos, a maioria deles oriundos da vida rural, a essencialidade de se crer em sua Palavra. Sem trigo, afinal, não se vive. De outra feita, ele lembrou que, se o grão de trigo não cair na terra e morrer, não pode gerar vida e alimento. Da mesma forma, era preciso que o Filho de Deus entregasse sua vida em favor dos pecadores. Sem a morte do pequenino grão de trigo, não existe a vida. Então, neste caso, a morte preserva a vida!

Mas Jesus alertou também contra o risco de se confundir o trigo com o joio, uma planta muito parecida com ele, mas imprestável. Normalmente, ambos crescem juntos, e, devido à semelhança, é preciso que o agricultor fique bem atento para, ao eliminar o joio, não descartar também o trigo.

As palavras do Mestre foram a base para a minha reflexão perante aquele grupo de pessoas tão especial. Diz o texto bíblico, no Evangelho de Mateus 13:24-30:

> O Reino dos céus é como um homem que semeou boa semente em seu campo. Mas enquanto todos dormiam, veio o seu inimigo e semeou o joio no meio do trigo e se foi. Quando o trigo brotou e formou espigas, o joio também apareceu. Os servos do dono do campo dirigiram-se a ele e disseram: "O senhor não semeou boa semente em seu campo? Então, de onde veio o joio?" "Um inimigo fez isso", respondeu ele. Os servos lhe perguntaram: "O senhor quer que vamos tirá-lo?" Ele respondeu: "Não, porque, ao tirar o joio, vocês poderão arrancar com ele o trigo. Deixem que cresçam juntos até a colheita. Então direi aos encarregados da colheita: Juntem primeiro o joio e amarrem-no em feixes para ser queimado; depois juntem o trigo e guardem-no no meu celeiro."
>
> Mateus 13:24-30

Eu fiz ver àqueles albinos que não é o aspecto externo, tampouco aquilo que pensam a seu respeito que determina o que eles são, de fato. "Muitos podem pensar que vocês são joio", eu disse, "mas, na verdade, são trigo. Trigo bom, saudável, que tem muita utilidade."

> O que sai da nossa boca pode nos alegrar ou nos entristecer; colocar-nos de pé ou nos atirar ao chão.

Uma senhora que acompanhava sua neta albina sorriu para mim várias vezes durante a palestra. No fim, ela me procurou e relatou que a menina, que tinha uns três anos, vivia trancada dentro de casa. Consequentemente, tinha dificuldades nos contatos interpessoais, ficando acuada e com medo. Lembro-me de que, quando a vi. Ela era linda! Tentei fazer um gracejo, mas a garota logo se escondeu entre as pernas da avó. A avó me perguntou quanto tempo eu ficaria em Angola e, ao saber que eu iria embora dentro de dois dias, ficou com os olhos marejados: "A minha oração será para que o bom Deus lhe traga rápido para cá novamente, pois hoje eu aprendi que minha neta é trigo e precisamos levar essa mensagem para outros albinos."

O leitor pode imaginar qual foi minha reação? Chorei muito e fiquei muito feliz por sentir que minha presença ali trouxe conforto àquela família.

Os albinos são trigo e você também o é. Não é pela nossa pele, cabelo ou características físicas que devemos ser avaliados e nos avaliar a nós mesmos. Não deixe seus pensamentos serem sentenças na sua vida. Quantas vezes você se achou como o joio, que não serve para nada, ou como um cão morto, para quem não há mais esperanças? Contudo, eu quero lhe dizer que você é trigo, alimento precioso, e que pode multiplicar e gerar vida a trinta, sessenta e cem por um!

Quebrando as pedras de gelo emocionais

Trabalhar a autoestima e as distorções de pensamento oriundas das comparações injustas, do pensamento dicotômico e da rotulação são fundamentais para se quebrar a pedra de gelo da defectividade. Essas distorções são detalhadas no meu livro *Vencendo o silêncio da alma*. Recomendo a leitura.

A pedra de gelo emocional da defectividade nos leva a enxergar tudo através de lentes turvas. É um olhar incompleto e deficiente, que gera vergonha, isolamento social, solidão e ressentimento. Nesse processo depreciativo, o que falamos acerca de nós mesmos é de enorme importância. As palavras negativas proferidas se tornam como que chicotes emocionais que nos açoitam por dentro. Com efeito, o que sai da nossa boca pode nos alegrar ou nos entristecer; colocar-nos de pé ou nos atirar ao chão.

Segundo a Bíblia, a morte e a vida se encontram na língua. Em seus Provérbios, Salomão nos adverte contra o seu mau uso e o potencial poder destrutivo que esse pequeno órgão possui. Vale lembrar que o próprio Mefibosete proferiu julgamento sobre si mesmo, ao comparar-se a um cão morto. Tiago, um dos apóstolos de Cristo no Novo Testamento, escreveu o seguinte:

> ... a língua é um pequeno órgão do corpo, mas se vangloria de grandes coisas. Vejam como um grande bosque é incendiado por uma simples fagulha. Assim, também, a língua é um fogo; é um mundo de iniquidade. Colocada entre os membros do nosso corpo, contamina a pessoa por inteiro, incendeia todo o curso de sua vida, sendo ela mesma incendiada pelo inferno.Toda espécie de animais, aves, répteis e criaturas do mar doma-se e é domada pela espécie humana; a língua, porém, ninguém consegue domar. É um mal incontrolável, cheio de veneno mortífero. Com a língua bendizemos ao Senhor e Pai, e com ela amaldiçoamos os homens, feitos à semelhança de Deus.Da mesma boca procedem bênção e maldição. Meus irmãos, não pode ser assim! Acaso pode sair água doce e água amarga da mesma fonte?

Pode uma figueira produzir azeitonas ou uma videira, figos? Da mesma forma, uma fonte de água salgada não pode produzir água doce. Quem é sábio e tem entendimento entre vocês? Que o demonstre por seu bom procedimento, mediante obras praticadas com a humildade que provém da sabedoria.

Tiago 3:5-13

O que tem saído de sua boca contra você mesmo? "Assim como você pensa na sua alma, assim você é" (Provérbios 23:7).
Também flexibilizar a cobrança interna faz toda diferença. "Eu me perdoo! — creio que esta foi a afirmação mais linda que ouvi em todos esses anos de uma paciente. Sim, quando nos perdoamos e aceitamos quem somos com as nossas imperfeições e, principalmente, descobrindo os nossos talentos, estamos em processo de derretimento das nossas pedras de gelo emocionais.

Exercício — Quebrando a pedra de gelo da defectividade

Todos nós temos potencialidades e defeitos, pois isso é inerente à condição humana. Todavia, o valor e a importância que damos a essas características é que vão determinar a maneira como vivemos. Muitos de nós, seja por uma modéstia injustificável, seja por puro desconhecimento próprio, não exploramos as coisas boas e admiráveis que trazemos dentro de nós. Por outro lado, deixando de conhecê-las e valorizá-las, perdemos muito em nossa vida pessoal e relacional.

Não há nada de errado em valorizar aquilo que temos de melhor, e mais ainda quando usamos isso para influenciar positivamente os ambientes que frequentamos, seja a família, o local de trabalho ou estudo, as agremiações recreativas ou religiosas e, por extensão, o próprio mundo em que vivemos. Neste exercício, vamos explorar com sinceridade o nosso íntimo, trazendo à luz, para nosso próprio conhecimento e aplicação, o melhor de nós.

Descreva aqui as cinco características que você acredita possuir e que acha dignas de admiração:

_____

_____

_____

_____

Agora, que já as identificou, escreva as maneiras como acha possível potencializá-las.

_____

_____

_____

_____

Por último, escreva como acha possível empregar essas características em benefício das pessoas com quem convive nos mais variados círculos de relacionamento:

_____

_____

_____

_____

CAPÍTULO 6

TEMPO DE CAVERNA

Por vezes, o isolamento é necessário —
porém, nunca por muito tempo

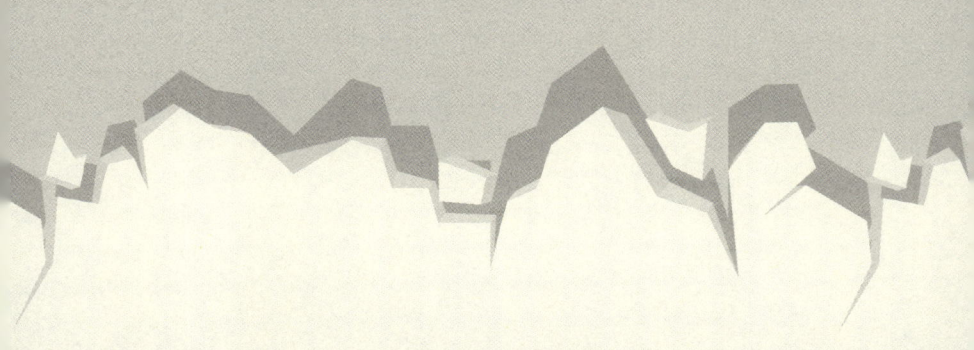

Solidão. Quem nunca a enfrentou? Temida por todos, a solidão é mesmo um fantasma que nos assalta em determinados momentos da vida. Tememos a solidão porque rejeitamos, no mais das vezes, a ideia de termos encontros consigo. Normalmente, preferimos estar acompanhados por outras pessoas como forma de não dar atenção àquilo que realmente somos por dentro.

Há uma diferença sutil, todavia, entre a solidão involuntária — aquela que se abate sobre nós em certas fases de nossa existência — e a busca consciente por momentos de isolamento. Há momentos da vida em que, realmente, precisamos ficar no nosso canto. Buscamos, assim, um "lugar seguro", no qual podemos, com atenção e honestidade, entender nossa própria alma.

Há pessoas que são naturalmente mais introspectivas ou tímidas. Para essas, tais momentos de solitude (que, ao contrário da solidão, não costuma ser associada ao sofrimento) são mais naturais. Porém, mesmo àqueles indivíduos mais agitados, que parecem querer abraçar o mundo inteiro, o isolamento também é necessário.

A Bíblia relata o episódio em que um homem buscou, na solitude, novos significados para sua vida. Seu nome era Elias, e ele era um profeta de Deus no Antigo Israel, por volta do ano 900 a.C. De acordo com o livro de I Reis, ele era um homem valente e que realizou grandes feitos. Em uma época de intensa estiagem, ele profetizou que a chuva viria, e certa feita confrontou 450 profetas de Baal, uma divindade pagã adorada por inimigos de seu povo.

Porém, mesmo tendo realizado grandes milagres pelo poder de Deus, Elias não suportou a perseguição movida contra ele pelo perverso rei Acabe e por Jezabel, sua mulher. Ambos eram inimigos declarados de Elias porque o profeta não se furtava a condenar o comportamento pecaminoso do casal real. Mais furiosa ainda ficou Jezabel quando soube que, no confronto espiritual do Monte Carmelo, todos os 450 videntes de Baal foram executados. O texto narra a crise existencial na qual Elias se encontrava, a ponto de pedir para morrer, conforme o texto de I Reis 19:

> Acabe contou a Jezabel tudo o que Elias tinha feito e como havia matado todos aqueles profetas à espada. Por isso Jezabel mandou um mensageiro a Elias para dizer-lhe: "Que os deuses me castiguem com todo o rigor, caso amanhã nesta hora eu não faça com a sua vida o que você fez com a deles". Elias teve medo e fugiu para salvar a vida. Em Berseba de Judá ele deixou o seu servo e entrou no deserto, caminhando um dia. Chegou a um pé de giesta, sentou-se debaixo dele e orou, pedindo a morte. "Já tive o bastante, Senhor. Tira a minha vida; não sou melhor do que os meus antepassados." Depois se deitou debaixo da árvore e dormiu. De repente um anjo tocou nele e disse: "Levante-se e coma". Elias olhou ao redor e ali, junto à sua cabeça, havia um pão assado sobre brasas quentes e um jarro de água. Ele comeu, bebeu e deitou-se de novo. O anjo do Senhor voltou, tocou nele e disse: "Levante-se e coma, pois a sua viagem será muito longa". Então ele se levantou, comeu e bebeu. Fortalecido com aquela comida, viajou quarenta dias e quarenta noites, até que chegou a Horebe, o monte de Deus. Ali entrou numa caverna e passou a noite. E a palavra do Senhor veio a ele: "O que você está fazendo aqui, Elias?". Ele respondeu: "Tenho sido muito zeloso pelo Senhor, Deus dos exércitos. Os israelitas rejeitaram a tua aliança, quebraram os teus altares, e mataram os teus profetas à espada. Sou o único que sobrou, e agora também estão procurando matar-me". O Senhor lhe disse: "Saia e fique no monte, na presença do Senhor, pois o Senhor vai passar". Então veio um vento fortíssimo que separou os montes e esmigalhou as rochas diante do Senhor, mas o Senhor não estava no vento. Depois do vento houve um terremoto, mas o Senhor não estava no terremoto. Depois do terremoto houve um fogo, mas o Senhor não estava nele. E depois do fogo houve o murmúrio de uma brisa suave. Quando Elias ouviu, puxou a capa para cobrir o rosto, saiu e ficou à entrada da caverna. E uma voz lhe perguntou: "O que você está fazendo aqui, Elias?". Ele respondeu: "Tenho sido muito zeloso pelo Senhor, Deus dos exércitos. Os israelitas rejeitaram a tua aliança, quebraram os teus altares e mataram os teus profetas à espada. Sou o único que sobrou, e agora também estão procurando matar-me". O Senhor lhe disse: "Volte pelo caminho por onde veio, e vá para o deserto de Damasco. Chegando lá (...), unja Eliseu, filho de Safate, de Abel-Meolá, para suceder a você como profeta. (...) Fiz sobrar sete mil em Israel, todos aqueles cujos joelhos não se inclinaram diante de Baal e todos aqueles cujas bocas não o beijaram".

Este breve relato sobre um dos maiores heróis bíblicos, o grande profeta que mudou a história de seu povo, mostra o quão fundo podemos ir quando estamos em crise. Além de pedir a morte para si, Elias escondeu-se numa caverna, talvez para refletir acerca de si mesmo e pensar no que seria sua vida dali em diante. Seja como for, ele teve ali uma experiência sobrenatural que não só o convenceu de seu papel, como representou uma guinada em sua trajetória de vida. Podemos, portanto, falar de um Elias antes e outro depois da experiência da caverna.

> Há uma diferença entre a solidão e a busca consciente por momentos de isolamento.

Outro homem a quem a Bíblia reserva muitas honras, e sobre quem já falamos nesta obra, é Davi. Certa feita, ele também buscou refúgio em uma caverna após ser vítima de injustiças. A história é narrada em I Samuel 22:1-2:

> Davi fugiu da cidade de Gate e foi para a caverna de Adulão. Quando seus irmãos e a família de seu pai souberam disso, foram até lá para encontrá-lo. Também juntaram-se a ele todos os que estavam em dificuldades, os endividados e os descontentes; e ele se tornou o líder deles. Havia cerca de quatrocentos homens com ele.

Sob intensa perseguição do rei Saul, que se tornara seu desafeto por inveja, Davi teve de deixar sua vida pacata, de pastor de rebanhos, para se tornar um refugiado itinerante. E foi na caverna de Adulão que ele encontrou forças para retomar as rédeas da própria vida e encontrou o apoio de que precisava para seguir adiante. Há pessoas com um perfil mais reservado que também preferem evitar o convívio com grandes multidões, buscando o isolamento em determinadas situações de sua vida. Existem também aquelas que são mais introspectivas e tímidas. Este é apenas um traço de comportamento que, dentro de certos limites, não causa nenhum problema. Porém, isolar-se do mundo e permanecer escondido dentro de si mesmo é um comportamento muito diferente:

- "Sinto-me como um peixe fora d'água."
- "Estou rodeado de pessoas, mas sozinho."
- "Passo dias isolado. Na verdade, prefiro ficar assim do que com outras pessoas."
- "Meu mundo é meu celular."
- "Não tenho vida social."
- "Pessoas me irritam. Se eu pudesse, vivia só com meus bichinhos."
- "Gente dá trabalho. Prefiro viver no meu próprio mundo."

Davi refugiou-se na caverna de Adulão para se proteger. Aquele foi um período em que ele precisava de um lugar seguro. Lá, acabou encontrando muita gente — quatrocentos homens, fora suas famílias — que para ali acorreu fugindo de seus próprios problemas. Elias, por sua vez, entrou na caverna movido por uma crise existencial. Embora, aos seus próprios olhos, estivesse fazendo tudo certinho, a ponto de argumentar com Deus que cumprira tudo que o Senhor lhe determinara, ali estava o profeta, aparentemente abandonado e querendo morrer.

Ambos — Elias e Davi — tipificam o que muitos de nós já experimentamos ou estamos vivendo. Há fases em que precisamos ficar mais isolados, pois isso nos leva ao crescimento. O problema é quando queremos permanecer na caverna por mais tempo que o necessário, ou mesmo indefinidamente. O questionamento é se você, que está lendo este livro, já está pronto ou pronta para a batalha e ainda permanece na sua própria clausura, como um soldado caído.

Será que você já não está em condições de adentrar em outra estação, mas permanece onde está simplesmente porque tem medo de sair, de ter contato com os outros ou se ferir? Se este for o caso, saiba que você está carregando dentro de si a quinta pedra de gelo emocional, que é a do isolamento social. De acordo com Jeffrey E. Young, essa pedra de gelo se caracteriza, entre outros fatores, pelos seguintes comportamentos:[3]

---

3   Op. cit.

- Sentir-se diferente ou inferior às pessoas que estão à sua volta.
- Sentimentos de solidão, mesmo quando se está rodeado de gente.
- Manifestar sinais de nervosismo ou alerta quando se está em grupo.
- Rejeição ao contato com estranhos.
- Receio em participar de reuniões ou vir a integrar grupos.
- Fazer comparações exageradas com outras pessoas.

Algumas situações podem favorecer o aparecimento do isolamento social em determinados indivíduos:

- Ter sido rejeitado ou humilhado por outra criança ou adolescente por questões físicas, mentais ou sociais, o chamado *bullying*.
- Ter experimentado, em alguma fase da vida ou situação específica, tratamento diferenciado em função da etnia, raça, religião, nível educacional, posses materiais etc.
- Ser oriundo de um ambiente familiar marcado pela frieza, repressão, impaciência, abuso ou abandono.

É comum experimentar emoções e sentimentos como solidão, ansiedade, raiva e vergonha. Todos nós, de quando em quando, preferimos estar sozinhos. A coisa se torna patológica quando o isolamento não é uma opção momentânea, mas um comportamento recorrente.

> Todos nós, de quando em quando, preferimos estar sozinhos. A coisa se torna patológica quando o isolamento não é opção momentânea, mas comportamento recorrente.

Tive um paciente, a quem chamaremos Thiago, que comparecia às sessões expressando um comportamento bem marcado pelas características listadas acima. "Eu gosto mesmo é de fazer tudo sozinho: cinema, teatro, refeições na rua... qual o problema? E eu não tenho intenção de namorar e nem de casar. O problema é que minha família não me deixa em paz. Eles só falam disso e me criticam por eu ser assim. Como eu gostaria que as pessoas me deixassem em paz no meu mundo!"

Pessoas com o esquema de isolamento social têm dificuldade para superar a fobia social. Elas apresentam alto nível de desconforto emocional em grupo e são resistentes à mudança. Thiago preferia atribuir aos outros — no caso, à sua família — a culpa por ele se sentir daquela maneira. É claro que a influência externa, sobretudo das pessoas mais próximas, tem muito efeito sobre nós. No entanto, assim como aconteceu com Elias e Davi, a simples constatação do problema não traz a solução, mas sim, uma atitude de rompimento com a tendência ao isolamento.

Aproximações sucessivas podem ser um bom começo. Mesmo com dificuldades e sentindo-se desconfortável, você estabelece um objetivo de aproximação por semana, por quinzena ou por mês. Por exemplo: em vez de comer sozinho, você sai em companhia de alguns colegas na hora do almoço. Ou então, a cada duas semanas, desce para o *playground* de seu prédio naquelas horas de mais movimento, como nas manhãs de sábado, e procura conversar com alguém. No início, certamente será difícil. Porém, com o tempo, é bem provável que você se sinta um pouco mais à vontade em companhia de outras pessoas. Se, de todo modo, o problema persistir ou você não conseguir nem mesmo uma pequena aproximação, deve procurar ajuda psicológica profissional.

Você precisa se dar a conhecer e conhecer outras pessoas. Saiba que não apenas você será beneficiado por esse processo — sua influência pode impactar e ajudar outras pessoas. Quero desafiar você a estabelecer uma atitude diferente em relação ao seu isolamento até o fim da leitura deste livro!

Quebrando as pedras de gelo emocionais

Exercício — Deixando o isolamento

Vamos identificar as situações e os comportamentos que nos levam a buscar mais isolamento que o normal. Liste abaixo, de maneira livre, que tipos de circunstâncias lhe causam mais desconforto, como reuniões familiares, participação em grupos de trabalho, sentar ao lado de outra pessoa na condução etc:

_____

_____

_____

Agora enumere que tipos de sentimentos você experimenta nessas ocasiões (vergonha, medo, constrangimento etc.):

_____

_____

_____

Por último, imagine que tipos de atitudes ou comportamentos você pode adotar para, nas situações descritas no primeiro item, contornar os sentimentos demonstrados no segundo item. Por exemplo: "Quando estiver em uma reunião de trabalho, procurarei ser mais participativo"; ou: "Não vou esperar que as outras pessoas falem comigo no elevador. Eu mesmo vou tomar a iniciativa de cumprimentá-las":

_____

_____

_____

CAPÍTULO 7

SUPERPROTEÇÃO LEVA À INSEGURANÇA

A pedra de gelo da dependência excessiva
tem criado uma geração de adultos infantilizados

Durante determinado período, atendi Pérola, uma mulher que cresceu em um ambiente de superproteção. Seus pais exageravam nos cuidados e restrições, muito mais do que seria natural ou esperado no caso de quem tem uma filha. Ao longo de sua infância e adolescência, ela recebeu tudo em excesso: não ficava sozinha, não tinha autonomia para escolhas simples, era acompanhada na ida e na volta da escola e jamais andara de ônibus sem a presença de um dos pais. Eles temiam que algo pudesse acontecer até mesmo durante uma simples ida ao mercado.

Pérola (nome fictício, como o de todos os pacientes mencionados nesta obra) recebia mesada e seguiu na adolescência em um ambiente estável e seguro. Ela nunca ajudou nas tarefas de casa. Sua mãe fazia tudo, mesmo que isso a deixasse, muitas vezes, completamente esgotada.

Mesmo na chegada à fase adulta, as coisas não mudaram muito. Ela já tinha emprego, e seu salário era usado somente para seus gostos e necessidades, embora os pais vivessem com restrições financeiras. Quando contrariada — o que raramente acontecia, aliás —, a moça batia a porta do quarto e ficava dias sem falar com os pais, que aceitavam o destempero sob a justificativa de que ela tinha "gênio forte".

Acontece que a "menina" já passara dos 30 e continuava a receber a mesma proteção de quando era uma garotinha de 5 anos. No trabalho, Pérola tinha grande dificuldade em lidar com as pressões e as cobranças do chefe. Sentindo-se insegura e incompetente, ela costumava se esconder no banheiro para chorar. As frustrações pessoais e o sentimento de que era incompreendida pelos outros acabam interferindo em outras áreas de sua vida. Pérola não ficava muito tempo com o mesmo namorado, já que seu ciúme era excessivo e ela discutia durante horas a fio por uma simples vontade não satisfeita.

Devido ao desequilíbrio em sua formação, Pérola desenvolveu uma pedra de gelo emocional chamada dependência. Era como se o cordão umbilical entre ela e os pais jamais tivesse sido cortado. No processo de terapia, ela disse que se enxergava com 15 anos. Já os pais diziam que a viam como uma pré-adolescente, embora já fosse uma mulher a caminhos dos 40.

Na atividade como psicoterapeuta, ouço no consultório muitas situações acarretadas pela pedra de gelo da dependência:

- "Eu moro sozinho, mas a minha mãe vem quase todo dia para fazer minha comida, cuidar da casa e lavar a roupa."
- "Sou insegura e só quando tenho minha mãe ao meu lado sinto que tudo vai ficar bem" (frase dita por uma mulher de 30 anos).
- "Vejo meu filho como se ele tivesse menos de vinte anos" (declaração da mãe de um homem de 40 anos).
- "Eu vou buscar e levar minha filha na faculdade todos os dias porque o mundo está muito perigoso. Eu a protejo."
- "Meu filho dorme comigo porque se sente mais protegido" (afirmação da mãe de uma criança de dez anos).
- "Não consigo tomar decisões sozinho. Sempre preciso da aprovação de alguém."

Pais superprotetores sempre terão argumentos para justificar a maneira como tratam os filhos. Um dos principais é a insegurança das grandes cidades brasileiras. Outros alegam que percebem que seus filhos não conseguem "andar sozinhos". Há aqueles também que preferem resolver todos os assuntos relacionados à vida dos filhos, mesmo quando já são grandes, porque eles "não fazem nada direito". Por sua vez, os filhos se sentem sufocados, mas não conseguem romper o vínculo excessivo porque dependem financeiramente dos pais ou não têm coragem de sair do ambiente de segurança em que se encontram desde a infância em busca da própria autonomia.

O que está acontecendo com os pais? Quantos filhos ainda dormem na mesma cama com os pais, transformam o seio materno em chupeta, não tomam banho sozinhos, não se vestem sozinhos, não comem sozinhos, mesmo quando já possuem habilidade motora e intelectual para isso? Algo está muito errado.

Muitos pais querem dar o que não receberam — e não há nada errado nisso, desde que não seja em excesso. Essa tendência a superproteger os filhos sempre existiu, mas se tornou mais evidente nas últimas décadas com o advento da tecnologia, que nos permitiu acesso a milhares de informações simultâneas e a uma comunicação *on-line*, de respostas imediatas. Os pais são imediatistas no atendimento das solicitações dos filhos. Se, no passado, eles se permitiam deixar os filhos insatisfeitos, agora não, e esse é um dos maiores desafios no processo educacional contemporâneo.

A tecnologia da informação instantânea a partir de um leve toque no smartphone interferiu no comportamento humano a ponto de hoje não sabermos mais lidar com o mal-estar deste século. Rejeitamos a espera, detestamos a demora; transformamo-nos em seres instantâneos. A antiga frase que dizia que "há tempo para tudo" parece ter caído no esquecimento: a ênfase, hoje, é no aqui e agora.

É importante que os pais também reflitam sobre suas próprias carências sendo projetadas nos filhos. Saber esperar e administrar as inevitáveis frustrações, ainda que possam ser incômodas, são virtudes que ajudam o ser humano a amadurecer. O problema é que muitos pais acreditam, sinceramente, que os filhos não são capazes de suportar as agruras da vida. Gerações têm sucumbido a esse comportamento familiar que se opõe à independência e liberdade do indivíduo. Quem é superprotegido é privado de aprender a viver através dos próprios erros e acertos, o que é fundamental desde as primeiras etapas da infância. Afinal, quem não anda com as próprias pernas jamais terá a firmeza necessária para evitar os obstáculos do caminho.

> Quem é superprotegido é privado de aprender a viver através dos próprios erros e acertos, o que é fundamental desde as primeiras etapas da infância.

Quando não é vivido de forma saudável, o senso de autonomia e competência adequado é embotado pela pedra de gelo da dependência. Naturalmente, a maioria dos pais que cometem esse tipo de equívoco age na melhor das boas intenções, mas por pressupostos completamente errados.

A criança precisa errar e acertar, errar e acertar; este é um ciclo que promove o desenvolvimento do indivíduo. Pais superprotetores geram adultos infantilizados que, cedo ou tarde na vida, pagarão um preço alto por essa formação na carreira profissional, no casamento ou na relação com os próprios filhos.

Pessoas que foram formadas nesse tipo de esquema tendem a se sentir desamparadas quando ele é quebrado, seja pela morte dos pais, por um afastamento forçado ou pela própria dinâmica da vida. Sentem-se incapazes de cuidar de si mesmas e apresentam muita dificuldade em enfrentar os problemas cotidianos, por menores que sejam. Geralmente, elas não confiam na sua capacidade de decisão e, por isso, evitam enfrentar a vida sozinhas, carecendo da presença, orientação e aprovação alheias.

Há casos extremos de cuidados com a alimentação, vestimenta e locomoção que ainda estão sob os cuidados dos pais. Indivíduos assim apresentam comportamentos típicos, como a demanda constante por ajuda, insegurança diante de novas responsabilidades e rejeição a mudanças. A sensação permanente de que não vão dar conta de tudo acaba paralisando essas pessoas. Além disso, elas se sentem incompetentes por não confiar na própria capacidade de tomar decisões e em seu discernimento. Temem enfrentar a vida sozinhas e se consideram incapazes de realizar novas atividades por conta própria. Por se sentirem incompetentes, estão o tempo todo a procurar quem possa resolver as coisas para elas.

Não é fácil quebrar a pedra de gelo da dependência, pois ela vai se solidificando ao longo de muitos anos. Superá-la exige que o indivíduo descubra seus talentos e experimente, com pequenos passos, a autonomia. Sob o ponto de vista cristão, a dependência de Deus é a única que gera segurança. Depender de Deus não significa, como muitos alegam, cruzar os braços, e sim, confiar nele, pois os que creem sabem que ele está no controle de todas as coisas.

> Superar a dependência exagerada exige que o indivíduo descubra seus talentos e experimente, com pequenos passos, a autonomia.

Capítulo 7 - Superproteção leva à insegurança

Quebrando as pedras de gelo emocionais

Exercício — Validar e decidir

Preste atenção em si e analise quanto normalmente você necessita da validação alheia para tomar decisões. (Há uma diferença entre buscar apoio ou conselho de alguém de sua confiança e precisar da opinião ou orientação de outra pessoa para dar um simples passo.) Escreva neste espaço a seguir as situações em que você se viu inseguro ou insegura para tomar uma decisão ou resolver algum problema, e só se moveu quando essa ação foi validade por alguém:

_____

_____

_____

_____

Agora reflita sobre se aquele suporte era realmente necessário e escreva o que você poderia ter feito sozinho ou sozinha nas mesmas situações listadas acima:

_____

_____

_____

_____

CAPÍTULO 8

LIDANDO COM O MEDO

O sentimento de vulnerabilidade torna-se nocivo
quando foge ao controle da razoabilidade

Muito já se disse — e é verdade — que o medo paralisa as pessoas. O medo é um estado de permanente alerta em relação àquilo que representa perigo ou risco de dano real ou imaginário. Ainda que não haja elementos suficientes para fazer de seus temores uma possibilidade real, o indivíduo crê que algo muito ruim irá acontecer. Algo que está além do seu controle: doença, desemprego, dissolução da família, violência, crise, enfim, qualquer aspecto que fuja minimamente do controle gera medo.

O medo é um sentimento que acompanha a nossa espécie desde seus primórdios. Ele é, portanto, inato ao ser humano. Trata-se de uma reação natural que nos acompanha desde a primeira infância até o fim da vida. Originalmente, ele está ligado ao instinto de sobrevivência. De fato, se não sentíssemos medo, não viveríamos por muito tempo, pois é ele que nos leva a identificar e evitar coisas e situações perigosas. Sentir medo é uma resposta imediata que nos leva à fuga.

Há tipos de medo que são mais comuns e acometem todas as pessoas, em maior ou menor grau. O medo de adoecer e morrer são os mais comuns, e também são os temores mais fundamentados. Afinal de contas, todos nós havemos de passar pela doença e pela morte, pois elas são etapas naturais no curso da existência. Perder as condições de sustento, ser abandonado ou passar privações também são possibilidades que amedrontam as pessoas, embora não seja possível aferir se tais coisas acontecerão ou, mesmo que ocorram, em qual intensidade. E há aqueles medos puramente imaginários, nada mais do que devaneios da mente sem qualquer plausibilidade, mas que, uma vez instalados, causam grande sofrimento psíquico.

Não é possível eliminar o medo, até porque ele surge como um elemento de proteção, equipando-nos para evitar situações perigosas e a agir com mais prudência. Contudo, o sentimento de vulnerabilidade torna-se nocivo quando foge ao controle da razoabilidade, tornando-se uma pedra de gelo emocional. Ela se refere à crença de que o indivíduo está sempre na iminência de uma catástrofe pessoal ou coletiva, podendo levá-lo a tomar precauções exageradas para se proteger. O passo seguinte é a paralisia diante daquela situação que desencadeou o medo.

A vulnerabilidade gera ansiedade e esgotamento. Tenho atendido muitos pacientes que apresentam crises de pânico oriundas dessa pedra de gelo emocional. Sonia chegou ao consultório extremamente tensa. Com olhos arregalados, fala rápida e respiração ofegante, ela relatou com muita dificuldade o que estava acontecendo. Mãe de dois filhos, com idades de 2 e 5 anos, ela padece com o medo de que as crianças fiquem doentes.

— Se alguém espirrar perto delas, imediatamente eu as levo ao banheiro para lavar o nariz e as mãos. Meu filho menor teve febre durante as minhas férias, de 37,8 graus, e eu comecei a chorar, desesperada. Meu coração acelerou, fiquei enjoada e meu marido ficou muito nervoso comigo.

O pavor daquela mãe ia muito além do natural cuidado parental com os filhos. Sonia ia além do razoável; ela tinha verdadeiro pânico da simples possibilidade de que as crianças adoecessem.

— É sempre assim — admitiu. — Dou vitaminas para eles não ficarem doentes. Minha cabeça não para e penso que irei enlouquecer. E aí, tenho medo de enlouquecer mesmo e de não conseguir cuidar de meus filhos.

— Que evidência você tem que favoreça esse tipo de pensamento? — inquiri.

— Nenhuma, doutora — ela respondeu, encolhendo os ombros. — Eu somente acho....

Eu continuei:

— Quanto aos seus filhos, eles ficarão doentes como qualquer criança, Sônia. É impossível uma criança ou um adulto não ter alguma enfermidade, desde gripe até alguma outra complicação na vida.

Ela não respondeu.

— O que vem à sua mente quando eles estão doentes? —, insisti.

Ela começou a chorar, pois o medo real era oriundo de um pensamento catastrófico de morte. A síndrome do pânico é um tipo de transtorno de ansiedade no qual ocorrem crises inesperadas de desespero e medo intenso de que algo ruim aconteça, mesmo que não haja motivo algum para tal temor ou sinais de perigo iminente. Há um conjunto de fatores que podem desencadear o desenvolvimento desse transtorno:

> A Bíblia diz que, por mais ansiosos que estejamos, não podemos acrescentar nem mais um dia à nossa vida.

- Fatores genéticos.
- Estresse.
- Temperamento forte e suscetível ao estresse.
- Mudanças na forma como o cérebro funciona e reage a determinadas situações.
- Situações de estresse extremo.
- Morte ou doença de pessoas próximas.
- Mudanças radicais ocorridas na vida.
- Histórico de abuso sexual durante a infância.
- Experiências traumáticas recentes, como acidentes, assaltos etc.

As crises de pânico geralmente manifestam os seguintes sintomas:

- Sensação de perigo iminente.
- Medo de perder o controle.
- Medo da morte.
- Sentimento de tragédia iminente.
- Sentimentos de indiferença.
- Sensação de estar fora da realidade.
- Dormência e formigamento nas mãos, nos pés ou no rosto.
- Palpitações, ritmo cardíaco acelerado e taquicardia.
- Sudorese.
- Tremores.
- Dificuldade para respirar, falta de ar e sufocamento.
- Hiperventilação.

- Calafrios.
- Ondas de calor.
- Náusea.
- Dores abdominais.
- Dores no peito e desconforto.
- Dor de cabeça.
- Tontura.
- Desmaios.

E o que dizer do medo de sentir medo? Esse sentimento é ainda mais paralisante, já que, por temer sentir medos semelhantes ao que já experimentou, o indivíduo simplesmente evita novas situações de pavor.

Uma pessoa me relatou um tipo de medo comum a muita gente:

— Eu estava na Guatemala como voluntária, visitando comunidades carentes —, ela começou, explicando que vinha se dedicando a esse tipo de trabalho havia muitos anos. — Sempre viajei de avião, porém travei quando estava embarcando. Comecei a sentir tonturas e vertigens. Meu coração parecia que iria explodir e um choro convulsivo invadiu meu ser.

Seus colegas temeram que ela estivesse sofrendo um infarto ou outro quadro grave de saúde, e imediatamente a tiraram dali, levando-a ao hospital mais próximo. Após uma série de exames, foi constatado que tudo estava normal.

— Foi quando o médico me falou pela primeira vez em crise de pânico.

Isso a deixou em crise. Afinal, o trabalho que iria realizar era missionário e filantrópico.

— Eu estava a serviço do Reino de Deus. Fiquei envergonhada e percebi o quanto sou fraca.

Foi minha vez de intervir:

— Por que você acredita que seja fraca?

— Ora, então como eu pude ter aquilo?

Abrimos a Bíblia em Salmos 55:4-5 e eu pedi a ela que lesse o seguinte texto: "O meu coração está acelerado; os pavores da morte me assaltam. Temor e tremor me dominam; o medo tomou conta de mim." Perguntei-lhe, então, se achava que o salmista autor daquelas palavras era um fraco. Ela sorriu e admitiu que se cobrava muito.

Crises de ansiedade ou pânico são partes da mesma pedra de gelo emocional da vulnerabilidade ao dano ou à doença. A orientação a quem padece com esse estado é sempre a de procurar um profissional. A abordagem da terapia cognitiva comportamental é muito eficaz em casos de pânico e ansiedade.

A Bíblia diz que, por mais ansiosos que estejamos, não podemos acrescentar nem mais um dia à nossa vida. Esta é uma verdade que se aplica a tudo. A situação da economia nacional e mundial, o funcionamento do nosso organismo, o clima, as ações de outras pessoas e o perigo de sofrermos uma violência, entre outros exemplos, são situações que fogem ao nosso controle e que influenciam a nossa vida. Evidentemente, podemos e devemos adotar medidas e tomar precauções a fim de evitá-las ou, em último caso, minimizar seus efeitos. Contudo, se a sua energia está canalizada nas questões sobre as quais você não tem controle, você está se tornando uma pessoa escrava do medo.

O processo de enfrentar o medo é, de certa forma, similar àquele que usamos quando queremos entrar em uma piscina de água muito fria. Algumas pessoas preferem entrar aos pouquinhos para se acostumar com a temperatura — molham os pés, os pulsos, passam água nas têmporas. A esse processo, chamamos "habituação". Se você confrontar seus medos, sua ansiedade se torna menos grave e declina mais rapidamente a cada exposição. Lembre-se, contudo, que a exposição precisa ser gradual e desafiadora, mas não desgastante.

> Se a sua energia está canalizada nas questões sobre as quais você não tem controle, você está se tornando um escravo do medo.

Quebrando as pedras de gelo emocionais

Exercício 1 — Escadinha da ansiedade

A escadinha da ansiedade é uma ferramenta para listar pessoas, lugares, situações, objetos, animais, sensações ou qualquer outra coisa que possa servir como gatilho para acionar seus medos. Classifique, numa escala de 0 a 10, seu nível de desconforto ou ansiedade em diferentes situações que você mesmo vai enumerar na primeira coluna (como, por exemplo, viajar de avião), de acordo com suas próprias caraterísticas pessoais:

Escadinha da ansiedade

Gatilho para o que se teme ou evita	Ansiedade ou desconforto antecipado, de 0 a 10	Ansiedade ou desconforto real, de 0 a 10 (após o processo de habituação e exposição gradual)
Viajar de avião	10	7

Exercício 2 — O círculo de controle

Olhe para o círculo pontilhado abaixo e imagine-o como uma representação de você. Dentro dele, estão diversas coisas e situações que você pode controlar, como o uso de seu tempo, os cuidados com a saúde e os limites que você impõe à influência de outras pessoas sobre sua vida.

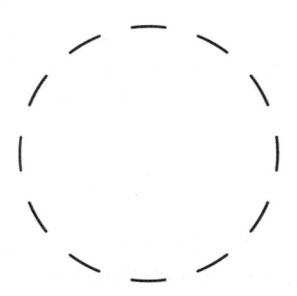

Capítulo 8 – Lidando com o medo

○

Após imaginar as coisas e situações que você acredita poder ter sob seu controle, descreva-as:

_____
_____
_____
_____

Agora vamos analisar o lado de fora do círculo fechado. Ele representa todas as coisas que não dependem de você e que não estão debaixo de seu domínio (o surgimento de uma doença, a perda de uma pessoa querida ou o desemprego, por exemplo):

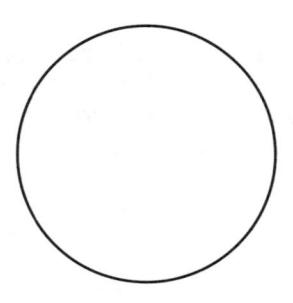

○

Escreva abaixo as coisas e situações que imaginou do lado de fora do círculo:

_____
_____
_____
_____

Onde você vive? Onde seus temores estão mais direcionados? Dentro do círculo, no qual estão situações sobre as quais você tem, efetivamente, controle, ou fora dele?

Exercício 3 — As situações

Descreva algumas situações que normalmente fazem com que você se sinta ameaçado(a) ou amedrontado(a).

_____
_____
_____
_____

Agora escreva que tipo de sentimentos você experimenta quando se defronta com elas.

_____
_____
_____
_____

Por fim, escreva de que forma você acredita poder enfrentar as situações do item 1, evitando os sentimentos descritos no item 2. Liste pelo menos cinco maneiras, analisando de uma forma racional e concisa.

_____
_____
_____
_____
_____

CAPÍTULO 9

TUDO JUNTO E MISTURADO

Viver emaranhado com outras pessoas leva à perda da própria identidade

A família Gregório tinha um restaurante na cidade de São Paulo. A qualidade da comida, o sucesso e a tradição da casa eram as marcas do empreendimento. O público era atendido com eficiência e gentileza, tornando a experiência gastronômica ainda melhor. Como é comum nos negócios familiares, os próprios donos, bem como seus filhos, noras e genros, eram bastante presentes e desempenhavam várias tarefas, desde a aquisição dos alimentos à supervisão da cozinha. Além disso, era comum vê-los pelo salão do restaurante, cumprimentando os clientes e cuidando para que tudo corresse bem.

Quem via os simpáticos Gregório assim, sorridentes e solícitos, não imaginava, contudo, o que era o relacionamento entre eles. No dia a dia, a família não conseguia se entender. Os papéis se misturavam e havia brigas frequentes, envolvendo não só questões profissionais como, principalmente, desavenças pessoais. Os pais que não se davam com os genros, os filhos que disputavam espaço e poder entre si e a desconfiança entre todos. Em casa, as mulheres sofriam com os maridos autoritários e as crianças recebiam repreensões e castigos o tempo todo. E assim, com tudo junto e misturado, como se diz popularmente, os Gregório não viviam bem, embora dispusessem de recursos e condições para isso.

O emaranhamento é uma pedra de gelo emocional nociva e destrutiva. Os papeis podem ser invertidos e a mistura de elementos — no caso, a família e o lado profissional — provoca crises frequentes. Estavam emaranhados a tal ponto que nem eles conseguiam dizer com exatidão onde começava a identidade de um e a terminava a do outro. Quem vive assim parece estar, o tempo todo, emaranhado em um novelo onde não se enxerga os limites individuais. É gente que diz coisas mais ou menos assim, no consultório de Psicologia:

- "Minha mãe controla minha vida. Preciso ficar dando satisfação de tudo."
- "Trabalho com meus pais e eles me veem como o filho na empresa. Temos discussões sobre a família perto dos funcionários e, quando estamos em casa, brigamos por causa do trabalho."
- "Meu pai é pastor e, quando estou na igreja, ele ainda me olha como filho, o que tem causado muitas cobranças por parte dos membros e desentendimentos entre nós."
- "Eu só queria ser uma pessoa normal, sem esse envolvimento excessivo com minha família."
- "Trabalho com meu marido e as questões da empresa afetam profundamente a nossa relação como casal. Não conseguimos separar. Estamos por um fio."

O emaranhamento é uma pedra de gelo emocional que leva a um sentido muito limitado de identidade e provoca crises frequentes.

Esse quadro pode se estabelecer também fora da família, em grupos de trabalho ou nas associações permanentes, como nos círculos sociais ou religiosos. É como se cada um se tornasse peça de uma engrenagem na qual o que importa é o funcionamento do todo. Pessoas com esse esquema se sentem vazias ou sufocadas, pois possuem um senso muito limitado de identidade. Excessivo envolvimento emocional e proximidade exagerada com os pais ou outros parentes, sobretudo quando toda a família exerce uma atividade profissional ou está envolvida no mesmo empreendimento, leva à perda da individualidade e do desenvolvimento social normal das pessoas envolvidas.

Muitas vezes, a situação se estabelece porque existe a crença de que as pessoas emaranhadas não podem sobreviver ou ser felizes sem a proximidade e a influência das outras. Cria-se uma mistura onde temperamentos e preferências individuais perdem espaço à medida que cresce o controle de uns sobre os outros. Por sua vez, cada pessoa envolvida nesse esquema vai se sentindo sufocada e sem voz, vendo suas preferências serem descartadas em nome daquilo que se considera ideal

Capítulo 9 – Tudo junto e misturado

para o grupo. Frequentemente, uma estrutura de dominação vai se estabelecendo por parte daquele que detém mais poder no contexto da família ou do grupo. Misturam-se os papéis de pai, mãe, figura parental, parceiro amoroso, chefe ou colega, e isso acarreta um sentimento de vazio e inadequação, levando à anulação do indivíduo ou acarretando a ruptura daquele grupo.

Quem vive assim não consegue se desenvolver individualmente de maneira normal, pois há uma extrema intimidade, com envolvimento emocional exagerado e falta de privacidade. Conta tudo aos outros e espera que eles façam o mesmo; acha errado estabelecer limites e acredita que nem ele nem o emaranhado no qual está envolvido conseguem viver emocionalmente sem o apoio do outro.

É muito comum encontrarmos esse tipo de relacionamento quando há pais superprotetores, abusivos ou controladores que desencorajam o desenvolvimento do senso de autonomia em seus filhos. Famílias emaranhadas geram pessoas sem senso de identidade definido.

Gláucia não aceita o fato de a filha, Vitória, não ter uma carreira de sucesso como blogueira. Por isso, monitora de forma frequente os novos seguidores no Instagram, a quantidade de curtidas por cada *post* e realiza *reuniões* com a filha para definir estratégias para reverter isso. Gláucia age assim, entre outros motivos, porque sempre sonhou ser escritora e chegou a publicar um livro independente, que passou despercebido pelo público na época de sua adolescência. Hoje aposentada, ela vive a vida da filha.

Vitória, adolescente, chorava e sentia-se sufocada quando chegou ao consultório com um quadro de depressão. "Não tenho vontade de fazer nada", desabafou. "Quero ficar na cama, dormindo. Não quero ver ninguém! A minha mãe me sufoca e suga minhas energias."

Aquele desabafo dramático foi uma espécie de grito de liberdade que a garota vinha precisando dar havia muito tempo. Somente assim ela poderia mostrar à mãe que era uma pessoa independente dela, com objetivos e vontades próprios. Com uma análise racional, levando em conta fatos e dados, Vitória conversou com sua mãe. Ambas choraram, se perdoaram e hoje percebem que são livres. Vitória agora sente-se segura e confiante. Gláucia, por sua vez, descobriu que, mesmo na ida-

> Situações assim se estabelecem quando existe a crença de que as pessoas emaranhadas não podem sobreviver ou ser felizes sem a proximidade e a influência das outras.

de madura, é possível desenterrar sonhos que estavam guardados no secreto, como a literatura e a possibilidade de publicar um livro.

Quero encorajar você a sinalizar aos envolvidos e ensiná-los a entender o que é o emaranhamento e seus impactos. Trazer a claridade do emaranhamento aos envolvidos é um processo muitas vezes dolorido, mas essencial para o processo de cura. Se você passa por isso, é tempo de dar contornos à sua individualidade, identificando suas preferências, opiniões, decisões e seus talentos.

Quebrando as pedras de gelo emocionais

Exercício — O caminho para desemaranhar

Que tal começar a definir sua identidade, especificando aquilo que você realmente gosta? Vamos começar do simples? Quais são as músicas, os filmes, os livros, os tipos de comida ou as atividades que você aprecia? Isso pode parecer óbvio, mas há pessoas que ficam tão emaranhadas nos gostos e nas orientações alheias que acabam tendo dificuldade com esse tipo de pergunta, já que o que acaba acontecendo é que os outros decidem por ela. Então, descreva seus gostos pessoais (pode ser de acordo com as sugestões dadas aqui ou não).

_____

_____

_____

_____

Agora escreva, nas próximas linhas, o que você pensa acerca de si. Fale das qualidades e dos defeitos que acredita ter, seus pontos fortes, suas deficiências, seus medos e suas virtudes. A proposta é que você consiga traçar um panorama de si mesmo, como se estivesse se apresentado a um leitor imaginário que nada saiba a seu respeito. Pode até começar assim, caso lhe seja mais fácil: "Eu sou fulano de tal. Sou uma pessoa que dá muito valor à família, embora tenha dificuldades em me relacionar com ela algumas vezes. Considero-me uma pessoa leal e confiável, embora tenha dificuldades em manter segredos que me são contados e sinta-me inseguro em relação a isso ou aquilo."

_____

_____

_____

A seguir, faça uma avaliação muito sincera e transparente sobre situações de emaranhamento em que você está envolvido, e com quais pessoas.

_____
_____
_____

Na lista a seguir, indique os impactos na sua vida e na das pessoas que estão emaranhadas.

VANTAGENS	DESVANTAGENS

CAPÍTULO 10

NEM TUDO É FRACASSO

Tropeços e insucessos são episódios normais na vida de qualquer pessoa

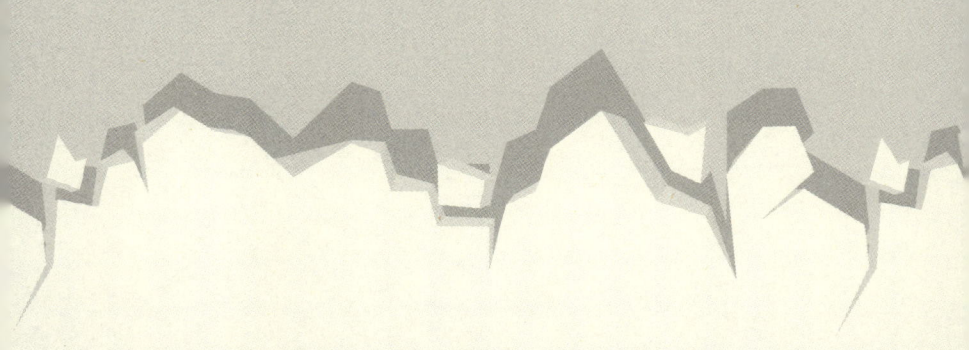

A origem da palavra "fracasso" vem de um termo latino *frangere*, que significa algo como "quebrar" ou "romper". Em nosso idioma português, como todos sabemos, fracassar é sinônimo de insucesso, derrota. Já no italiano, por exemplo, o termo conota a ideia de quebrar alguma coisa. Imagine uma caixa com um jogo de jantar em cerâmica que cai no chão. Seria um barulho assustador, não é verdade? Pois um italiano diria, no seu idioma, que aconteceu um fracasso tremendo, infernal.

Normalmente, uma mesma palavra adquire sentidos diferentes, dependendo do lugar e da circunstância em que é empregada. Do ponto de vista psicológico, podemos usar essa mesma analogia para entender os diversos significados que damos aos episódios e às nossas respostas a eles. Os pensamentos, as atitudes e as crenças que você carrega consigo têm um efeito imenso sobre a sua forma de interpretar o mundo e a maneira como se sente nele. Portanto, um erro ou derrota podem muito bem ser vistos como uma lição aprendida, uma vontade de fazer diferente ou um fracasso incontornável. Sendo assim, o significado que você atribui a qualquer tipo de episódio influencia as suas respostas emocionais. Esse significado pode nem ser preciso ou real; mesmo assim, a sua forma de pensar pode levar você a aumentar tremendamente o grau de importância daquilo e mexer com sua régua emocional.

Quando eu era gerente de Recursos Humanos em uma organização, fiz um cálculo de provisão de orçamento que não se aproximou do resultado final. Simplesmente calculei errado, o que gerou um impacto financeiro negativo em uma das contas projetadas. Lembro-me de que, ao conversar com a minha diretora sobre o assunto durante o almoço, comentei que, se a chefia optasse por minha demissão, eu entenderia perfeitamente e facilitaria o processo de desligamento. Imediatamente, ela me olhou surpresa e disse que aquele erro não representava quem eu era e tampouco prejudicava a impressão positiva que a empresa tinha do meu trabalho. E o assunto morreu ali.

Aos meus olhos, aquele erro fora terrível e justificaria minha demissão. Confesso que naquele momento não me perdoei pelo que havia acontecido e demorei para superar o acontecimento. Hoje consigo ver as lições aprendidas, o que me possibilitou olhar o passado e seguir para frente.

O fracasso é a ausência de êxito, mas sua definição verdadeira depende de como você o encara. Pequenos erros podem ser considerados enormes fracassos para algumas pessoas. Porém, a verdade é que todos cometemos erros e, dependendo do peso que lhes atribuímos, eles podem deixar marcas em nossa mente, marcas difíceis de remover. A pedra de gelo do fracasso é mais intensa. É uma a crença no fracasso inevitável em áreas de atividade, como trabalho, estudo, relacionamento amoroso, competições etc.

Iuri foi demitido na crise econômica de 2014. Ele ocupara cargos de liderança durante sua trajetória profissional e era daqueles gestores que passavam dez, doze horas na empresa. Com a abrupta interrupção de sua atividade laboral, Iuri permaneceu semanas trancado no quarto. Depois, veio à terapia: "Sou incompetente, doutora. Um incapaz", foi o que disse acerca de si mesmo. Uma análise rápida em seu currículo profissional seria suficiente para enxergar exatamente o contrário. Só que o profissional ativo e criativo que sempre fora transformou-se, de uma hora para outra, em um sujeito acabrunhado, apático, a ponto de passar os dias no sofá diante da TV.

> O fracasso é a ausência de êxito, mas sua definição verdadeira depende de como você o encara. Pequenos erros podem ser considerados como enormes fracassos para algumas pessoas.

Perguntei se estava procurando uma possível recolocação e ele encolheu os ombros: "Nem currículos envio mais, pois sei que não encontrarei trabalho novamente." Após perguntar em que ano fora demitido, indaguei sobre como estava o mercado e a economia naquele ano de 2014. Nós dois sabíamos a resposta e, por isso, fez-se silêncio no consultório. Iuri sabia que sua demissão se deveu a fatores conjunturais e que muitos

Capítulo 10 – Nem tudo é fracasso

profissionais de sua capacidade haviam perdido o emprego na mesma época. Não era questão de incapacidade pessoal ou metas não atingidas. Simplesmente, a empresa precisou demiti-lo por dificuldades de caixa. Se fracasso havia, era da economia nacional. No entanto, Iuri se sentia um derrotado. Estava, como sintetiza o vocábulo italiano, quebrado.

Pessoas com essa pedra de gelo emocional se sentem incapazes de lidar bem com os tropeços normais da vida, seja na carreira ou nos relacionamentos. Diante do fim de um namoro ou da demissão, por exemplo, elas se sentem incompetentes, incapazes e derrotadas. Pessoas com este tipo de esquema nem tentam fazer determinadas coisas por acreditar que, com certeza, irão fracassar. Pior ainda, carregam a crença de que voltarão a ter insucesso se tentarem novamente.

Quem convive com a pedra de gelo do fracasso faz comparações entre si e as outras pessoas o tempo todo. Essa analogia, quase sempre desigual — nenhuma pessoa é igual à outra em aptidões, recursos e competências —, leva a uma excessiva cobrança sobre si mesmo.

Outro trabalhador com dificuldades na vida e na carreira a quem atendi foi Juarez. Ele era contador de uma empresa de pequeno porte e tinha um quadro de esgotamento profissional característico da síndrome de *burnout*, um distúrbio emocional com sintomas de exaustão extrema, estresse e esgotamento físico resultante de situações de trabalho desgastante. A principal causa do problema é justamente o excesso de trabalho.

Quando Juarez comentou da sua carreira e das causas da exaustão, permaneceu um longo tempo em silêncio, com os olhos marejados e olhando para baixo. Depois disso, falou: "Sou um fracasso! Um simples contador. Decepcionei meus pais, que sempre diziam que médicos e advogados é que têm profissões de valor. Várias pessoas de minha família seguiram essa tradição e hoje são doutores nos hospitais ou nos grandes escritórios jurídicos. Somente eu é que não dei para nada. Até hoje sinto a reprovação dos meus pais e até vergonha quando estamos com amigos. Chego a ter náuseas durante esses encontros."

> A verdade é que todos cometemos erros e, dependendo do peso que lhes atribuímos, eles podem deixar marcas em nossa mente; marcas difíceis de remover.

Ali estava um relato desconcertante de um homem que não tinha de que se envergonhar. Afinal, era um trabalhador, ganhava seu sustento honestamente e tinha uma função de muita importância. No entanto, sucumbira diante das cobranças alheias a ponto de se considerar um fracassado. Novamente, as influências parentais surgem como fator importante na origem dessa pedra de gelo emocional. Pais que cobram dos filhos os melhores resultados e fazem comparações frequentes entre eles e as outras crianças ou jovens da mesma faixa etária tendem a tratar como fracasso as situações mais corriqueiras, como uma simples derrota no jogo de futebol ou uma nota mais baixa na prova.

Geralmente encontramos o senso de fracasso presente em famílias que abalam a confiança da criança, trocando o encorajamento pela crítica. O detalhe é que, habitualmente, os pais não dão suficiente apoio, disciplina ou motivação para que os filhos desenvolvam corretamente o potencial e sejam capazes de lidar com os insucessos de maneira equilibrada e proativa.

Diante de uma ameaça, o ser humano pode apresentar três respostas: lutar contra ela, fugir ou paralisar-se. Elas correspondem aos três estilos de enfrentamento: hipercompensação, evitação ou resignação.

- Luta = Hipercompensação
- Fuga = Evitação
- Paralisia = Resignação

Quando hipercompensadas, as pessoas lutam contra essa pedra de gelo pensando, sentindo, comportando-se e relacionando-se como se o oposto fosse a verdade. Já quem prefere a fuga costuma evitar situações que ativem essa pedra, como relacionamentos ou desafios profissionais, por exemplo. A paralisia, por sua vez, é a atitude daquele que não evita a situação e nem luta contra ela — simplesmente a aceita, sempre com uma postura passiva. Vamos entender cada uma dessas atitudes, considerando a pedra de gelo emocional do fracasso.

Capítulo 10 – Nem tudo é fracasso

	Luta	Fuga	Paralisia
Fracasso	Como o indivíduo não se acredita capaz no que se refere à própria inteligência e suas habilidades, dedica-se demasiadamente a determinadas atividades em que consegue melhor desempenho, como forma de compensar as supostas limitações. Torna-se uma pessoa muito bem-sucedida, estimulando-se ininterruptamente. Trabalhando de forma desenfreada, caso do Iuri relatado neste capítulo.	Evita desafios e posterga tarefas. Como pressente o fracasso antes mesmo de começar determinada tarefa ou atividade, essa pessoa prefere nem começar. Quando outra pessoa é escolhida para aquele mesmo desafio, sentem-se aliviados.	O paralisado é o que podemos chamar de morno. Ele faz as coisas com pouca dedicação ou de forma descuidada.

Muitas pessoas carregam uma "voz interna" de autojulgamento, fruto de tanto lixo tóxico que receberam e deixaram ficar dentro de si. É como se ouvissem continuamente uma voz que tem paralisado seus sonhos e embotado seus talentos. Essa voz contamina — e algo contaminado precisa ser limpo. A verdade é que aquilo que sai de nossa boca entra em nossos ouvidos e segue para o coração. É uma automutilação que precisa ser interrompida imediatamente.

Quebrando as pedras de gelo emocionais

Exercício — Desmistificando o fracasso

Reflita sobre qual foi a história dos seus pais. Como eles foram criados? Eles tiveram suficiente suporte emocional, financeiro e afetivo na infância e na adolescência? Entender essa trajetória parental ajudará você a compreender — e talvez perdoar — determinados erros cometidos por eles em sua formação. Sei que você pode estar pensando que isso não justifica a maneira como foi tratado, e isso é verdade; porém, apenas reflita sobre a realidade de que a maneira como somos formados vai impactar toda nossa vida e se refletir na maneira como formaremos outras pessoas.

Agora, pense em fatos e situações nas quais se envolveu nos últimos três anos e que considera ter fracassado.

_____
_____
_____
_____

Enumere agora suas conquistas e vitórias no mesmo período:

_____
_____
_____
_____

Crie o hábito de registrar seus triunfos e seus insucessos. Comparando as duas listas, você vai perceber que a vida de todos é feita de altos e baixos e que eventuais frustrações não significam que você seja um fracassado — apenas, são ocasiões fortuitas que não devem ser tomadas como regra e que podem, se corretamente trabalhadas, servir de trampolim para a superação.

CAPÍTULO 11

O ENGANO DA SUPERIORIDADE

Não deixe que o sentimento de superioridade comprometa seus relacionamentos e prejudique sua vida

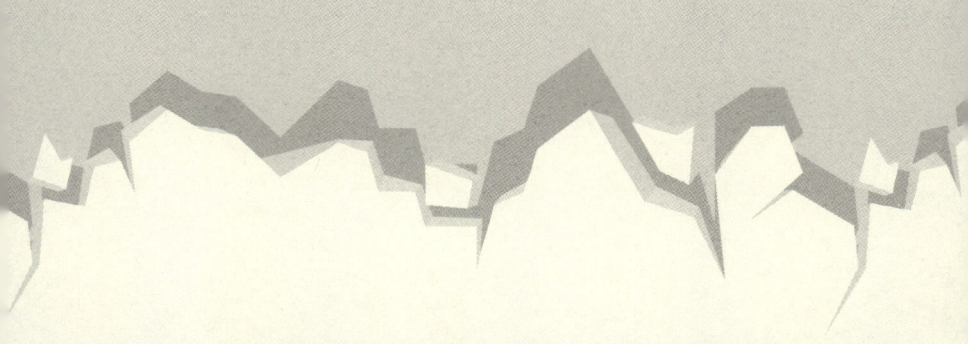

A décima pedra de gelo emocional, a da arrogo e grandiosidade, tem a ver com a crença de se poder fazer, dizer ou possuir tudo que se deseja, independentemente se isso vai ferir o direito ou a dignidade de outras pessoas. O indivíduo com essa característica tende a não estar interessado no que o próximo sente ou precisa, assumindo, muitas vezes, uma atitude de prepotência e desprezo aos outros por considerá-los inferiores em termos sociais, intelectuais, financeiros ou até mesmo espirituais, sem perceber o custo em longo prazo do afastamento de outras pessoas.

O indivíduo que carrega essa pedra de gelo emocional se considera superior aos outros a ponto de merecer direitos e privilégios especiais ou de não ter de obedecer a regras que orientam a interação social. Em alguns casos, tem um senso exagerado de superioridade. O arrogo e a grandiosidade são caracterizadas por tentativas de controlar o comportamento de seus pares a fim de satisfazer suas próprias necessidades, sem empatia ou preocupação com os outros. A pessoa acredita que pode dizer, fazer ou ter o que deseja, independente do custo a terceiros.

Aqui voltamos ao que já foi dito neste livro acerca das origens dessa pedra de gelo emocional. Muitas vezes, ela começa a se estabelecer lá na infância, através de pais permissivos que não impõem limites nem negam nada a seus filhos. Quando crianças, provavelmente, pessoas assim não foram a estimuladas a aprender noções como cooperação e reciprocidade, e os pais, em muitos casos, acham até graça de alguns comportamentos explosivos. Também observamos que, quando crianças, recebiam tudo que pediam e raramente ouviam "não". Por isso, têm grande dificuldade para administrar as próprias frustrações e receber negativas.

O Antigo Testamento, no texto de I Samuel, conta-nos a história de um homem com essa pedra de gelo emocional. O primeiro rei de Israel foi exatamente o tipo de líder que a nação queria. Até então, o povo não tinha um chefe de Estado; apenas líderes que se sucediam, os chamados juízes. Diferentemente de hoje em dia, esses juízes não tinham apenas funções jurídicas, mas também exerciam o governo, administravam as questões locais e familiares e ainda lideravam conflitos com inimigos. Na verdade, o supremo governante de Israel era o próprio Deus.

Porém, os judeus, vendo o sistema monárquico dos povos vizinhos, reclamaram a Samuel, então juiz, que estabelecesse o mesmo regime em Israel. Embora advertidos das consequências civis e econômicas da implantação do reinado pelo próprio Samuel, o povo ficou irredutível. Assim, a escolha recaiu sobre um jovem da tribo de Benjamin, descrito pela Bíblia como um homem alto, forte e belo chamado Saul.

> Arrogo e grandiosidade e prepotência levam o indivíduo a sentir-se superior aos outros a ponto de merecer direitos e privilégios especiais ou não ter de obedecer a regras que orientam a interação social.

Deus também viu qualidades boas em Saul. Por isso, orientou Samuel que o separasse e ungisse como rei de Israel, dando-lhe a oportunidade de provar seu caráter depois de ser elevado a posição de tamanha responsabilidade sobre Israel. Saul começou muito bem, vencendo as primeiras batalhas e reunindo o povo em torno de si. Infelizmente, com o tempo, o rei caiu no erro que destrói muitos homens poderosos. Em vez de manter sua humildade diante de Deus como servo do povo, ele começou a se preocupar com sua própria posição e honra. Sim, Saul não direcionou seus passos na vontade de Deus, e sim nos seus próprios interesses e orgulhos, querendo agradar aos homens e favorecer sua própria imagem pública.

O temperamento instável levou Saul à tragédia, arrastando consigo o povo. Saul se tornou um rei que perseguia inocentes, desprezava o conselho dos anciãos e rejeitava a orientação de Deus. Ele se tornou um líder que não inspirava pessoas, encontrando seu fim melancólico no campo de batalha. Ao invés de estabelecer uma dinastia duradoura, Saul teve seu trono dado a outro homem — justamente a Davi, aquele a quem tanto perseguira.

Capítulo 11 – O engano da superioridade

Pessoas como Saul — inteligentes, líderes, influentes e com muitos talentos — são comuns de se encontrar nos mais diversos círculos. É gente que tem tudo para dar certo e exercer um magnífico papel perante a sociedade, mas com cujo orgulho e individualismo comprometem as relações interpessoais e põem tudo a perder. Tornam-se dominadores e implacáveis. Os "Saul" da vida moderna estão nas empresas, nas famílias e nos governos. Na grande maioria das vezes, acabam se cercando de pessoas emocionalmente frágeis e submissas.

A impulsividade também está presente neste esquema, e a disposição para mudança quase sempre é negada. Se você, que está lendo este livro, se identifica com este tipo de comportamento, é bem provável que tenha essa pedra de gelo emocional. Saiba, para seu próprio bem, que o arrogo e a grandiosidade costumam levar ao isolamento e às perdas, como aconteceu a Saul.

> Saiba, para seu próprio bem, que o arrogo e a grandiosidade costumam levar ao isolamento e às perdas.

Na grande maioria das vezes, é um choque para o paciente quando abordamos o arrogo e a grandiosidade. Comparo esse choque com os cinco estágios do luto, pois, neste caso, também há uma perda, e é de sua própria imagem de perfeição. A primeira fase é a da negação. O indivíduo acaba negando o problema na tentativa de encontrar algum jeito de não entrar em contato com a realidade — inclusive, evitando falar no assunto. Na segunda fase, caracterizada pela raiva, o indivíduo se revolta com outras pessoas e se sente injustiçado. É a etapa do inconformismo: a pessoa simplesmente não aceita passar pelo que está passando.

São comuns, nesse processo, as explosões de raiva e as agressões verbais. Comportamentos infantilizados também são bem presentes nessa fase. A sensação é que você está na frente de uma criança birrenta que não aceita ser contrariada. O arrependimento vem, mas não é manifestado, pois, na terceira fase, o indivíduo tende a encetar negociações. É como uma espécie de barganha, onde começa a negociar consigo mesmo e acredita que seja fácil a "mudança de chave".

Na quarta fase, que considero aqui tristeza, o indivíduo começa a sentir-se impotente por não conseguir obter resultados tão positivos quanto imaginava. Como já possui a autoconsciência do comportamento inadequado, percebe e se entristece por falhar em alguns momentos. Por fim, vem a quinta fase, que é a da aceitação. O indivíduo começa a enxergar a realidade como ela é, ciente dos ganhos e das perdas dos seus comportamentos. Nessa fase, o indivíduo tende a se dedicar, e há mudanças de comportamento.

Quebrando as pedras de gelo emocionais

Exercício 1 — Ganhos e perdas

Liste, em tabelas paralelas, o que acredita serem vantagens e desvantagens de seu comportamento. Este exercício é conhecido como "ganhos e perdas", e ajuda a identificar consequências indesejadas de nossas ações perante os outros. Exemplo: se, na primeira coluna, você escrever "individualismo", a palavra correspondente pode ser "isolamento", e assim por diante.

_____

_____

_____

_____

_____

Exercício 2 — Atitudes arrogantes

Relembre situações especificas em que você admite ter agido com arrogo e grandiosidade perante um amigo, familiar ou colega de trabalho — sobretudo, se você exerce um papel de poder sobre essa pessoa, como pais e filhos, chefes e subordinados, líderes e liderados etc.

_____

_____

_____

_____

_____

Agora reflita sobre como teria sido a maneira correta de se comportar, à luz do que foi lido neste capítulo.

_____

_____

_____

_____

_____

Exercício 3 — Hora de mudar

Procure pessoas próximas a você e que possam lhe dizer, de maneira sincera, se você tem apresentado características similares a esta pedra de gelo emocional. A partir desse retorno, analise o que pode fazer para, daqui por diante, agir de modo diferente.

CAPÍTULO 12

O MOMENTO É AGORA

Combater a procrastinação é passo fundamental para uma vida mais abundante

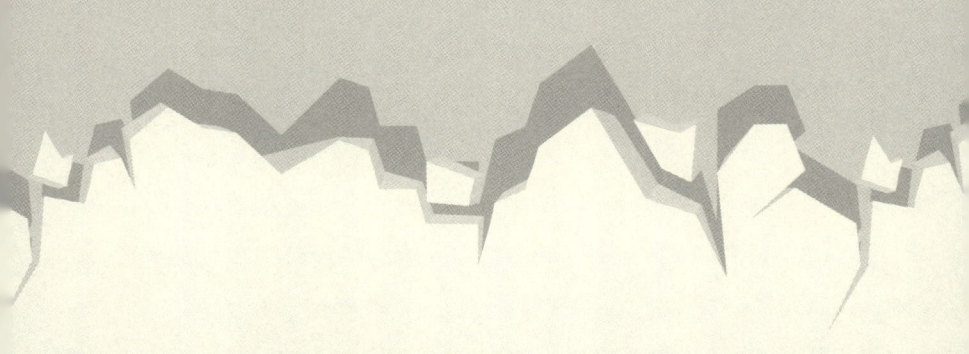

A procrastinação é o ato de adiar ou prolongar uma tarefa, criando obstáculos irreais ao longo do processo para que ela seja concluída. O hábito de procrastinar costuma ser danoso para as pessoas. Ele impede o funcionamento normal da rotina profissional ou pessoal de cada um. Quando as tarefas são tão negligenciadas ao ponto de prejudicar o futuro, a procrastinação gera ansiedade, estresse e até sentimentos de depressão.

Este é um mal que tem afetado a vida de muita gente. A procrastinação se confunde, em suas causas e efeitos, com outros padrões emocionais e cognitivos autodestrutivos de que temos tratado neste livro, como mágoas, medos, negligências e necessidades de segurança não satisfeitas.

A procrastinação é um comportamento presente da pedra de gelo emocional relacionada à autodisciplina insuficiente. É comum encontrarmos pessoas com muita dificuldade na gestão financeira, na agenda, nos relacionamentos, enfim, só resolvem uma situação quando, como se diz popularmente, a água sobe a ponto de quase afogá-las:

- "Não consigo iniciar tarefas. Procrastino."
- "Não consigo terminar tarefas."
- " Não assumo responsabilidades."
- "Fujo de compromissos."
- "Preciso de respostas a curto prazo. Tudo que demanda tempo me leva a desistir."

Há uma necessidade de satisfação a curto prazo. Projetos a médio ou longo prazo podem ser evitados e procrastinados. Ministro muitas palestras a pais, e é nessas ocasiões que as cadeiras da platéia começam a se agitar, demonstrando o desconforto de muitos ouvintes.

> É comum encontrarmos pessoas com muita dificuldade na gestão financeira, na agenda, nos relacionamentos.

Na prática terapêutica, tenho encontrado muitos procrastinadores. Samuel foi um deles. Ele chegou no consultório muito chateado. No fim de semana anterior, sofrera um acidente de carro do qual, felizmente, não saiu machucado. Porém, o outro motorista envolvido na batida acionou o seguro. Enquanto aguardavam a chegada dos policiais para os devidos registros, Samuel entrou em desespero: estava com a carteira de habilitação vencida havia dois anos. Como se não bastasse, não havia pago o imposto de propriedade nos três anos anteriores e, pior ainda, não renovara o seguro do veículo.

"Tenho muito azar", queixou-se. "Tudo acontece comigo. Também, essa vida é uma correria e, quando vejo, já passou a data de pagamento." Samuel sabia que, se erro havia, era dele próprio, mas procurava justificativas para seu caráter procrastinador.

"No trabalho tem sido bem difícil também. Eu vou deixando, deixando e, quando vejo o acúmulo de coisas a fazer, estou trabalhando madrugada adentro, nervoso, correndo para entregar as tarefas que foram solicitadas semanas antes."

Geralmente a procrastinação vem acompanhada de sofrimento, angústia, nervosismo, medo, perda de autoestima, peso na consciência e sensação de incompetência. Especialistas em gestão de carreiras são unânimes em afirmar que a procrastinação é uma das maiores inimigas do sucesso.

Se isso se aplica ao trabalho de cada um de nós, mais ainda à vida. A Palavra de Deus nos adverte sobre o perigo de se deixar as coisas para depois: "Não se gabe do dia de amanhã, pois você não sabe o que este ou aquele dia poderá trazer" (Provérbios 27:1). As tarefas e responsabilidades mais difíceis são justamente aquelas que, se procrastinadas, podem se tornar impossíveis de realizar. Então, por que não começar exatamente agora? Dedicando o tempo devido a cada atividade, usando metodologia e disciplina, é possível superar a dificuldade em se estabelecer e cumprir metas. O encorajamento é fundamental para melhores resultados.

Para quem é procrastinador, estabelecer disciplinas e prazos pode ser bem difícil. Contudo, algumas providências relativamente simples podem ajudar a superar essa pedra de gelo emocional da autodisciplina insuficiente. A fragmentação das tarefas em pequenos processos, metas e objetivos, que normalmente são mais fáceis de serem realizados e alcançados do que quando se pensa no trabalho como um todo, pode ser muito útil para que a pessoa vá adquirindo mais ritmo e criando confiança sobre sua capacidade de se organizar.

> As tarefas e responsabilidades mais difíceis são justamente aquelas que, se procrastinadas, podem se tornar impossíveis de realizar.

Bloquear os estímulos externos também é muito importante. Para quem tem dificuldades para manter o foco, estímulos externos não atrelados àquela tarefa vão tornar mais fácil perder a concentração. Por exemplo, se você fica checando as redes sociais o tempo todo, pode deixar o celular em modo avião para evitar essa distração.

Outra medida é a chamada técnica pomodoro, muito conhecida para quem quer ser mais produtivo. A técnica pomodoro consiste em trabalhar com períodos de 25 minutos de foco total em determinada tarefa, sem interferências externas. Esses períodos são intercalados com pausas de cinco minutos para descanso ou entretenimento rápido com algo que não esteja relacionado à atividade que vem sendo desenvolvida. Após quatro ciclos de meia hora (compostos pelos 25 minutos de atividade mais os cinco de repouso), realiza-se uma pausa maior de 30 minutos.

Atuando lado a lado com a procrastinação temos outra característica que pode ser muito prejudicial, que é o autocontrole insuficiente. Ele refere-se à incapacidade de tolerar qualquer frustração na busca por objetivos, assim como de conter os impulsos ou sentimentos, expressando-se, em alguns momentos, na forma de reações infantilizadas.

Em outras situações, pessoas que sofrem com esse distúrbio agem por impulso, pois não sabem lidar com o turbilhão de emoções internas. Não pensam. Não raciocinam. Além disso, apresentam alta frustração com baixa tolerância.

> **Dedicando o tempo devido a cada atividade, usando metodologia e disciplina, é possível superar a dificuldade em se estabelecer e cumprir metas.**

Há uma tendência de encontrarmos casos similares em crianças cujos pais não possuem autocontrole. Em suma, são crianças que não receberam disciplina e tiveram pais permissivos. Por falta da devida orientação, não aprenderam a assumir responsabilidades nem a cooperar reciprocamente ou estabelecer metas. Quando adultos, esses indivíduos repetem os mesmos comportamentos de quando eram pequenos.

Atendi a um homem de 40 anos que me disse várias coisas:

- "Não sei lidar com isso. Meus pais sempre fizeram tudo, e agora, quando sou contrariado ou não me sobressaio, fico desesperado."
- "Não sei lidar com as minhas frustrações."
- "Não quero crescer e nem ter responsabilidades."

O medo daquele homem era real porque não houve o amadurecimento emocional. Ele apenas cresceu fisicamente. Só isso.

Eis aqui os comportamentos típicos de pessoas com autocontrole insuficiente e/ou autodisciplina insuficiente:

- Impulsividade.
- Falta de concentração.
- Desorganização.
- Falta de persistência.
- Atrasos.
- Irresponsabilidades.

Todo tipo de compulsão — álcool, drogas, compras, jogos ou sexo, por exemplo — está relacionado com essa pedra de gelo emocional. O apóstolo Paulo, escrevendo aos cristãos da antiga Corinto, expressou muito bem a importância do amadurecimento usando seu próprio exemplo de vida: "Quando eu era menino, falava como menino, pensava como menino e raciocinava como menino. Quando me tornei homem, deixei para trás as coisas de menino" (I Coríntios 13:11).

Quebrando as pedras de gelo emocionais

Exercício 1 — O que ficou pra depois

Faça uma lista das decisões, providências e realizações que você tem procrastinado, seja qual for a sua natureza. Pode ser, por exemplo, aquele curso de reciclagem em sua profissão ou aquela conversa necessária com o cônjuge para tratar de determinado problema. Pode ser até mesmo coisas simples, como a arrumação das gavetas ou a necessidade de procurar um nutricionista para ajudar você a estabelecer uma dieta mais saudável para sua idade.

_____

_____

_____

_____

_____

Agora, fazendo uma análise muito sincera de seu comportamento, relacione a cada um dos itens acima os motivos pelos quais você acredita que está deixando isso indefinidamente para depois.

_____

_____

_____

_____

_____

Exercício 2 — Cronograma para a resolução de problemas

Na tabela a seguir, organize as suas pendências, seu grau de prioridade, quando tal tarefa deveria ter sido realizada e assim por diante. Registre quantas pendências entender necessárias, bem como os impactos que a procrastinação delas tem causado na sua vida e na daqueles que lhe são próximos. Ao fim, você terá um quadro organizado que deve manter em local de fácil consulta, como um lembrete e um desafio capaz de tirar você da imobilidade. Caso chegue à conclusão de que algum item (ou mais de um) tem causado impactos significativos ou sofrimento psíquico, procure a ajuda de um profissional.

Capítulo 12 - O momento é agora

Pendência e seu grau de prioridade	Quando deveria ter sido realizada?	Por que não foi finalizada?	O que é necessário para finalizá-la?	Quando isso será feito?	Quais os impactos na minha vida e na vida dos meus familiares e colegas de trabalho, quando não realizo essa atividade?

CAPÍTULO 13

ENGOLIR, CONTROLAR E SOBREVIVER

Precisamos extravasar aquilo
que já não cabe dentro de nós

Existe uma pedra de gelo emocional que muitos de nós carregamos sem perceber: é a da subjugação. Como o seu núcleo é o medo, a pessoa tende a se calar ou obedecer diante de tudo que lhe é determinado, evitando que outras pessoas fiquem zangadas ou a rejeitem. Assim, torna-se comum que ignore seus próprios sentimentos e desejos. Algumas características são típicas desse comportamento:

- Preocupação em agradar ao outro para não ser rejeitado ou punido.
- Crença de que suas próprias necessidades e sentimentos não são válidos ou importantes para outros.
- Dificuldade de exigir que respeitem seus direitos.
- Escolhas baseadas no efeito que elas terão nos outros.

Essa pedra de gelo emocional acarreta dois tipos de subjugação:

- Subjugação das necessidades: é a abdicação de preferências, decisões e desejos pessoais.
- Subjugação das emoções: acontece quando o indivíduo prefere reter dentro de si suas emoções. É aquele tipo de pessoa que *engole* tudo, como a raiva e a frustração.

É comum encontrarmos pessoas com transtorno de ansiedade generalizada e crises de pânico no esquema de subjugação. Imagine um aspirador de pó que é constantemente usado, mas não recebe a adequada limpeza do saco coletor. Com o tempo, o recipiente ficará tão abarrotado de sujeira que poderá até se romper. Assim acontece com pessoas que engolem muitas situações por um longo período de tempo. Internamente, há um acúmulo de raiva, medo e frustrações. Estudos mostram uma tendência a explosões de raiva e, em alguns casos, a desenvolver o abuso a substâncias entorpecentes.

A subjugação está presente em lares e também no mundo corporativo, assim como se manifesta na forma de violência doméstica, abuso sexual, pedofilia e abuso do poder. O silêncio é o cúmplice desta história em decorrência de motivos psicológicos muito poderosos: a culpa (alguns acreditam que "tiveram alguma coisa a ver" para que o fato ocorresse), o medo da reação das outras pessoas e a vergonha. Tudo isso faz com que o silêncio caminhe como uma sombra na vida dos subjugados.

Essa sombra silenciosa deixa riscos, pois a repressão dos sentimentos ou pensamentos vai acabar causando danos ao próprio indivíduo. As emoções que vão se acumulando em silêncio serão os fantasmas que danificarão o corpo e a mente no futuro. Em geral, as pessoas que têm tendência a silenciar suas emoções possuem maior risco de possuir tensão muscular, dor de cabeça, problemas gastrointestinais, dermatológicos ou outras doenças mais complexas.

Lembre-se: emoções que são reprimidas podem se tornar transtornos psicológicos e até mesmo problemas psicossomáticos.

Assim, cabe reconhecer se isso acontece em sua vida e buscar encontrar um equilíbrio, descobrir qual é o momento de silenciar e o momento em que é necessário abrir a boca para defender as suas necessidades, protegendo o seu equilíbrio emocional. Lembre-se: emoções que são reprimidas podem se tornar transtornos psicológicos e até mesmo problemas psicossomáticos. O alívio emocional é fundamental para o bem-estar psicológico e físico de uma pessoa.

Mais uma vez, é importante estarmos atentos às influências das figuras parentais durante a infância e a adolescência, como a presença de pais controladores e dominadores com condutas punitivas e ameaçadoras. É o caso, também, do amor condicionado, no qual a criança tem de suprimir aspectos importantes de si mesma para obter a aprovação dos pais. O desejo dos pais é mais importante que os da criança, e ela aprende a dar mais ênfase aos desejos dos outros, suprimindo sua própria identidade. Figuras de autoridade, como professores, avós e líderes, também podem incorrer nesse erro.

Certa vez, atendi uma paciente que, ao longo da vida, submeteu-se a agressões físicas e emocionais dos pais durante muito tempo. Já adulta, ela se casou, mas o problema só mudou de foco — agora, era o marido que a subjugava. Ela foi diagnosticada com transtorno de ansiedade generalizada. Apesar disso, ela tinha dificuldades em entender a natureza de seu quadro psíquico:

— Silvia — ela começou —, minha vida é boa. Não entendo por que só agora isso aconteceu.

Expliquei que houve um transbordamento de angústias e frustrações:

— O que acumulamos transborda se não for esvaziado de alguma forma.

— Às vezes, tenho vontade de gritar.

— Pois grite — eu disse.

Ela me olhou, assustada:

— Eu sou adulta. O que irão pensar de mim?

Eu insisti:

— Grite. Você precisa liberar essa raiva.

Liberar a raiva não é maltratar ou humilhar ninguém. É apenas esvaziar aquilo que já não cabe dentro de nós. E aquela cliente esvaziou, gritando num parque de diversões.

Naturalmente, essa não é sempre a melhor solução. Cada um pode encontrar sua própria via de escape, seja na atividade física, através de hobbies ou outra opção qualquer. A prática da fé e da vida espiritual de maneira equilibrada, como recomenda a Palavra de Deus, é essencial na superação desse quadro. Há um texto na Bíblia que fala muito ao meu coração, e espero que também ao seu, encorajando a perseverar:

> Quando tudo que é acumulado vem a explodir, já que todos têm um limite, o resultado pode ser ruim.

Alegrai-vos na esperança, sede pacientes na tribulação, perseverai na oração; comunicai com os santos nas suas necessidades, segui a hospitalidade; abençoai aos que vos perseguem, abençoai, e não amaldiçoeis. Alegrai-vos com os que se alegram; e chorai com os que choram; sede unânimes entre vós; não ambicioneis coisas altas, mas acomodai-vos às humildes; não sejais sábios em vós mesmos; a ninguém torneis mal por mal; procurai as coisas honestas, perante todos os homens. Se for possível, quanto estiver em vós, tende paz com todos os homens. Não vos vingueis a vós mesmos, amados, mas dai lugar à ira, porque está escrito: Minha é a vingança; eu recompensarei, diz o Senhor. Portanto, se o teu inimigo tiver fome, dá-lhe de comer; se tiver sede, dá-lhe de beber; porque, fazendo isto, amontoarás brasas de fogo sobre a sua cabeça. Não te deixes vencer do mal, mas vence o mal com o bem.

Romanos 12:12-21

Quebrando as pedras de gelo emocionais

Exercício 1 — Esvaziar

Essa atividade pode parecer simples, mas, se praticada com a devida seriedade, pode proporcionar resultados maravilhosos e perceptíveis. Pegue uma bexiga de ar — dessas usadas na decoração de festas — e comece a enchê-la. A cada sopro, você irá colocar dentro dela, simbolicamente, uma situação que *engoliu* e que causa incômodo interior. Assim, vá descarregando suas dores e angústias provocadas pela subjugação dentro da bexiga e perceba o quanto ela vai se enchendo.

Duas coisas podem acontecer neste exercício: a bexiga vai ficar tão cheia a ponto de estourar, o que, no seu imaginário, será muito bom; ou você vai poder simplesmente esvaziá-la, soltando o ar devagar e levando junto suas tristezas, mágoas e angústias represadas há tanto tempo.

Exercício 2 — Escrever

A escrita terapêutica é uma forma de equilibrar as emoções e lançar um novo ponto de vista sobre os problemas que nos acometem. Trata-se de uma prática simples, que consiste em escrever qualquer coisa que estiver em sua mente, sem se importar com julgamentos, rigores gramaticais ou mesmo sentido. O objetivo da escrita terapêutica não é controlar, mas sim, equilibrar as emoções, deixando o indivíduo consciente sobre as circunstâncias em que elas aparecem. A prática diária da escrita terapêutica estimula a criatividade no sentido de resolução dos problemas e na percepção do que se quer mudar, bem como dos caminhos a seguir.

CAPÍTULO 14

LIVRE-SE DE CARGAS QUE NÃO LHE PERTENCEM

Há aqueles que sacrificam sua vida profissional, financeira, familiar e pessoal em prol do outro

Dentre as inúmeras pessoas quer tenho atendido em minha carreira, encontro aquelas que tem dificuldades em administrar as carências alheias. Uma delas, certa vez, me disse: "Doutora, preciso da sua ajuda. Tenho acompanhado uma família que vive em uma comunidade pobre e não sei mais o fazer. Nem durmo mais. O que você pode me aconselhar? Já fiz tudo, mas continuo angustiada."

Minha resposta foi elaborada em torno da necessidade de ela descansar, pois já havia feito muito. Contudo, por mais que fizesse, ela não seria capaz, por si só, de mudar a situação daquela família.

Essa preocupação excessiva em atender as necessidades dos outros — por mais que a generosidade e compartilhamento sejam atitudes das mais louváveis — pode acarretar o surgimento de uma pedra de gelo emocional chamada autossacrifício. Ela leva seu portador a comprometer a própria gratificação para estar sempre atendendo e agradando outras pessoas. A conta não fecha. São pessoas empáticas, com grande sensibilidade ao sofrimento alheio, cuja existência é essencial a qualquer sociedade. No entanto, sem encontrar o devido equilíbrio, há um sentimento de responsabilidade exagerada com relação a terceiros e, em muitos casos, acaba-se gerando uma codependência entre quem ajuda e quem é ajudado.

Esse tipo de relação pode acontecer na família, no trabalho, no ambiente religioso. Recebo algumas solicitações para orientação psicológica a muitas classes de pessoas. Certa vez, trabalhei com um missionário cristão (a quem chamaremos Daniel) que, pela própria natureza de seu trabalho, está constantemente em contato com pessoas com os mais variados tipos de necessidades. Numa dessas andanças, esse missionário estava preocupado e resolvendo questões que não estavam relacionadas diretamente com suas tarefas ministeriais.

Conversamos bastante e, a certa altura, eu lhe disse: "Daniel, sempre haverá pessoas precisando de ajuda. Você é um missionário,

Você tem sido uma pessoa que ajuda pessoas ou alguém que carrega gente nas costas?

alguém que dedicou sua vida ao trabalho voluntário e abnegado em favor das pessoas. Logo, elas baterão à sua porta todos os dias. O que quero que reflita é se é razoável e justo que você empregue toda a sua energia e recursos financeiros para ajudar a todos. Isso é humanamente impossível. Agindo desse jeito, você perderá o foco do seu projeto e daquilo que você foi comissionado a fazer."

Ele demonstrou me dar razão, mais ainda parecia reticente. Então, ofereci-lhe sugestões: "Você pode direcionar a outras organizações ou missões parte das necessidades que são trazidas até você. Talvez possa divulgar essas informações a fim de que se criem redes de atendimento envolvendo outras pessoas ou organizações. Contudo, não pode carregar tudo. Você adoecerá, se continuar desse jeito."

Carregar os problemas dos outros é bem diferente de exercer o nobre sentimento do altruísmo. O altruísmo é caracterizado pela ênfase na ajuda ao outro. Já o autossacrifício é quando nos desesperamos com o problema alheio e tentamos resolver tudo com nossas próprias mãos. Há aqueles que sacrificam sua vida profissional, financeira, familiar e pessoal em prol do outro, e ficam tão envolvidos nisso que nem percebem que estão afundando. Com o tempo, exaurem-se física, emocional e financeiramente. O adoecimento é o passo seguinte nessa espiral de exaustão.

Você tem sido uma pessoa que ajuda pessoas ou alguém que carrega gente nas costas? Fazer essa pergunta a si mesmo da maneira mais sincera possível é fundamental para identificar e combater a pedra de gelo emocional do autossacrifício. Esse tipo de comportamento é muito comum em pessoas que exercem determinados ofícios, como pais, professores, líderes religiosos e executivos, por exemplo. Para estes, há o risco de atender mais às necessidades das pessoas, deixando de lado as próprias. Quando essas pessoas prestam atenção às suas próprias necessidades, sentem-se frequentemente culpadas. Para evitar tal culpa, colocam o desejo dos outros acima do seu. Geralmente encontramos casos de adultos que, quando crianças, sentiam-se demasiadamente responsáveis pelo bem-estar de um ou ambos os pais ou dos irmãos. Na fase adulta, perpetuam esse cuidado exagerado com os outros e, muitas vezes, desenvolvem uma aguda sensibilidade à dor alheia.

Acompanhei casos de líderes religiosos que confundiam o altruísmo e o exercício da vocação com o autossacrifício. Estavam destruídos tanto física quanto emocional e espiritualmente devido a essa dedicação excessiva e ativista a causas sociais e religiosas. A família desses líderes também sofre as consequências. São comuns, nesses contextos, os casos de síndrome de *burnout*, transtorno de ansiedade generalizada, pânico e depressão.

> Carregar os problemas dos outros é bem diferente de exercer o nobre sentimento do altruísmo.

Quando cuido em excesso do outro, além de me desgastar, não contribuo para o crescimento daquele que recebe minha ajuda exagerada. Ao contrário: o que se desenvolve é uma relação de dependência, impossibilitando o crescimento emocional espiritual ou financeiro das pessoas a quem queremos ajudar.

Quebrando as pedras de gelo emocionais

Exercício — Tirando o peso

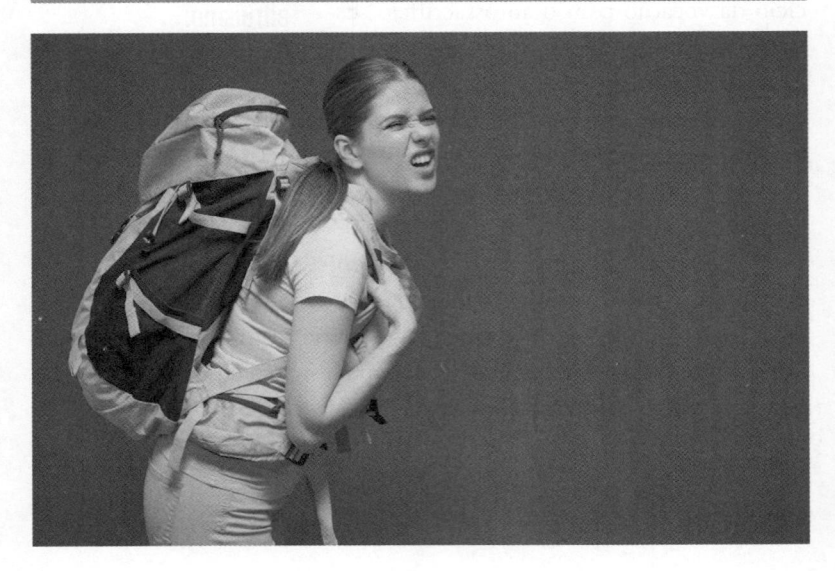

Imagine que você carrega uma "mochila da vida", na qual leva todas as coisas que dizem respeito a você: suas opiniões, preocupações, envolvimentos, comportamentos etc. Agora pense em coisas que não deveriam estar nessa mochila porque simplesmente não pertencem a você — são itens de outras pessoas, como seu cônjuge, seus pais ou filhos, seus amigos, funcionários, seguidores etc. O que você tem carregado na sua mochila da vida que não pertence a você e que, por isso, não deveria estar ali?

_____

_____

_____

_____

Capítulo 14 – Livre-se de cargas que não lhe pertencem

Agora que você identificou cargas que não lhe pertencem, pense nas pessoas a quem você terá de devolver esses conteúdos indevidos de sua mochila da vida. Na primeira coluna, liste as pessoas cujas cargas você tem carregado de maneira exagerada; na coluna lateral, identifique o que tem de ser devolvido a cada uma delas:

PESSOAS CUJAS CARGAS TENHO CAREGADO	CARGAS A DEVOLVER
_____	_____
_____	_____
_____	_____
_____	_____

CAPÍTULO 15

DEPENDENTES DE LIKES

Adaptar-se às expectativas alheias pode custar nossa própria individualidade

Margot era daquelas pessoas que não largavam o celular. Ela andava pela rua com um olho no caminho e outro na tela. Acompanhava a cada minuto a quantidade de *likes* das suas postagens e conversava com as pessoas de maneira distraída, prestando mais atenção à tela do *smartphone* do que ao interlocutor. Tudo isso, claro, para saber o que as outras pessoas diziam ou comentavam a seu respeito. As chamadas "curtidas" eram seu êxtase. Melhor ainda quando, além dos ícones de aprovação, seus amigos virtuais falavam coisas sobre suas roupas, seus cabelos, os lugares que frequentava.

Margot já não se parecia mais com uma pessoa de carne e osso. Lentamente, ela se tornou como que um ser virtual, alguém que não vivia apenas na concretude da existência — tornara-se uma imagem. Seu corte de cabelo não era exatamente o que ela mais gostava, mas o estilo que estava na moda. As roupas também. Quanto aos próprios valores e opiniões, ela constantemente adequava-os àquilo que a maioria esperava ouvir dela. Margot já nem sabia exatamente qual a sua própria identidade: afinal, quase tudo o que fazia era para agradar aos outros.

A dependência da aprovação alheia é a pedra de gelo emocional que vamos analisar neste capítulo. Ela aparece quando damos importância exagerada à obtenção de apoio, reconhecimento ou atenção das pessoas, ou a se adaptar às expectativas alheias à custa de nossa própria individualidade ou anseios.

O senso de autoestima depende, principalmente, das reações alheias, e não das inclinações naturais. Às vezes, essa pedra de gelo inclui ênfase em *status*, aparência, aceitação social, dinheiro ou realização, como um meio de obter admiração ou atenção daqueles que nos cercam ou, pior ainda, de desconhecidos que estão por trás da telinha do celular. É importante estar atento à influência das figuras parentais quando ensinam que o *status* é mais importante do que os sentimentos ou que fazem a criança ou adolescente sentir que não será aceito se não atender às expectativas depositadas sobre ele.

A pedra de gelo da dependência da aprovação alheia gera sentimentos como ansiedade, medo, ressentimento. Temos visto uma gama de pessoas deprimidas e ansiosas porque não conseguem conviver com aquilo que pensam que os outros dizem ou pensam acerca delas. Sim, é muito bom ser querido e admirado, sabendo que nossa existência é notada e valorizada pelos outros. Entretanto, é preciso ter bem claro que isso nem sempre irá acontecer e que isso não pode ser o objetivo da nossa vida. O propósito de nossa vida, os relacionamentos positivos que mantemos e a nossa própria realização precisam ser maiores do que a eventual aprovação ou crítica que recebemos em face deles.

> **O propósito de nossa vida e a nossa própria realização precisam ser mais importantes do que a eventual aprovação ou crítica que recebemos.**

Pessoas que carregam essa pedra de gelo dentro de si apresentam alguns comportamentos típicos:

- São passivos e chegam a ser submissos para agradar o outro e obter aprovação.
- Dão muita ênfase a sinais exteriores de bem-estar, satisfação e recursos, exibindo-os em redes sociais.
- Comparam-se constantemente a outras pessoas, sejam conhecidas ou estranhas.
- Nutrem sentimentos de ansiedade e insegurança.
- Estão sempre preocupadas com o risco do fracasso.
- Possuem baixa autoestima.

Aprender a tolerar a desaprovação alheia é um objetivo comportamental importante, assim como tolerar a abstinência de aprovação ou reconhecimento e substituí-la por outras formas mais saudáveis de gratificação. Você pode começar a se redirecionar em situações cotidianas, especialmente em suas relações pessoais.

Capítulo 15 – Dependentes de likes

Cada um de nós tem história, personalidade e anseios únicos. Podemos e devemos ter pessoas que nos sirvam de referência e cuja opinião a nosso respeito adquire importância maior do que a de outros. Não é errado que nos comparemos a elas naquilo que têm de melhor e, eventualmente, busquemos sua opinião acerca de nós mesmos. Que tal, a partir de agora, deixar de lado essa importância exagerada que você tem dado aos que pensam acerca de você?

Quebrando as pedras de gelo emocionais

Exercício — O espelho e o celular

Escreva, dentro do quadro "Espelho", quem realmente você é, e dentro do quadro "Celular", como você tem sido. Exemplo:

Espelho: quem sou	Celular: quem quero mostrar que sou	Vantagens de ser quem sou	Pessoas que me conhecem bem e me amam
Sou tímida	Costumo mostrar que sou engraçada e expansiva	Sou doce, e não há nenhum problema de ser tímida	Pai Mãe Amiga X
Gosto de usar a roupa X	Uso a roupa Y porque está na moda, mas, na verdade, não gosto	Liberdade	Namorado Família

Quem são as pessoas mais íntimas que conhecem você como realmente é?

_____
_____
_____
_____

Quais são as qualidades que elas enxergam em você?

_____
_____
_____
_____

CAPÍTULO 16

NÃO SEJA UM HARDY

Elimine a reclamação de seu dia a dia e viva mais satisfeito

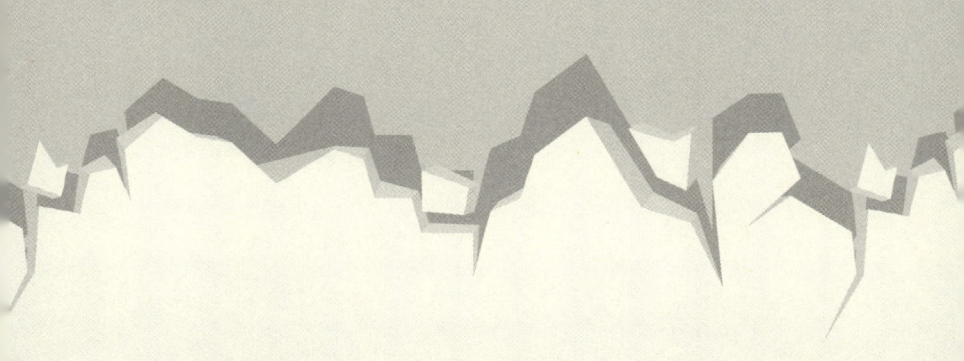

Gustavo cresceu ouvindo sua mãe reclamar de tudo. Desde as condições do tempo até os rendimentos que recebia, assim como as roupas que usava, o local onde morava e as relações com a família eram motivo de reclamações constantes. "Minha mãe sempre resmungou", ele me disse, no consultório. "Era o meu pai que não prestava, era a vizinha fofoqueira, o azar de ter nascido numa família pobre... eu cresci em um ambiente de queixas contínuas e persistentes."

Uma vez adulto, Gustavo enfrentava problemas emocionais e sabia que boa parte deles tiveram sua origem naquele ambiente de insatisfação em que passou os primeiros anos de sua vida. "Hoje me vejo uma pessoa mal-humorada igual a ela, e já ouvi uma namorada me falar que tenho a 'síndrome de Hardy'", disse, com um sorriso triste.

Hardy é um dos personagens de uma famosa série de desenhos animados dos Estúdios Hanna-Barbera que fez muito sucesso no Brasil nos anos 1960 e 1970. Tratava-se de uma hiena que, diferentemente do que conhecemos em sua espécie — são animais que emitem sons que parecem risadas humanas —, mostrava-se sempre pessimista e resmungão. Seu bordão era: "Oh, dia! Oh, vida! Oh, azar!", que repetia diante de qualquer situação. Hardy vivia maldizendo tudo, considerando-se uma vítima da existência. Para Hardy, nada daria certo em sua vida.

Na animação, a performance da hiena era muito engraçada, e virou até referência desse tipo de comportamento. Talvez a intenção de seus criadores tenha sido a de justamente desestimular esses comportamentos tão nocivos que são a negatividade e a reclamação. Vamos reconhecer que há muitos *Hardies* por aí. São pessoas que dão foco exagerado nos aspectos negativos da vida ao mesmo tempo que minimizam os aspectos positivos da nossa existência. Essa expectativa de que as coisas sempre darão errado constituem uma sólida pedra de gelo emocional: a da negatividade e do pessimismo.

Todos nós, em determinadas fases de nossa vida, experimentamos a derrota e o desânimo. Perdas, afinal de contas, são comuns e provocam mesmo períodos de angústia e reclamação. Se experimentadas e vivenciadas dentro de certos limites de tempo e intensidade, tais sentimentos são até benéficos para nós, equipando-nos para enfrentar novos revezes e lembrando-nos de nossa fragilidade. Contudo, quando a reclamação assume uma dimensão dominante, sendo nossa primeira resposta até mesmo a pequenos infortúnios do dia a dia, algo está fora de ordem em nossa saúde psíquica.

Essa expectativa de que as coisas vão acabar mal envolve o medo de cometer erros. Gustavo estava certo. Pais pessimistas e que reclamam de tudo, sem notar as pequenas e grandes coisas que a vida confere a cada um de nós, acabam criando filhos como Hardy. Contudo, a boa notícia é que é perfeitamente possível deixar de ser como uma hiena pessimista em relação à vida! Pequenas práticas, como a gratidão pelo que temos e somos, e disciplinas básicas, como evitar proferir palavras de derrota e eliminar, tanto quanto possível, nossos pensamentos de insatisfação, são antídotos contra as reclamações.

> **Pequenas práticas, como a gratidão pelo que temos e somos, são poderosos antídotos contra as reclamações.**

Amo uma música de Marcela Tais chamada *Pequenas alegrias*. Ela resume a minha proposta para você, leitor:

> Rir até doer a barriga
> Pão quentinho da padaria
> Receber carta pelo correio
> Ouvir o alarme do recreio
> Andar descalço na areia
> Barraca, lua, uma fogueira
> Lamber colher do bolo
> Encontrar moeda no bolso
> Correr na rua
> Banho de chuva
> Sorvete no verão
> Brincadeira de irmão
>
> Mas se a gente juntasse as pequenas alegrias
> seríamos felizes todos os dias

Capítulo 16 – Não seja um Hardy

Orgulho de trabalho bem feito

Chegar em casa mais cedo
Brincar com seu cachorro
A mãe deixar ficar com o troco
Elogiarem sua comida
Estar com a família
Mensagem de madrugada
Música predileta bem alta
Cantar debaixo do chuveiro
Dançar na frente do espelho
Reencontrar velho amigo
Apertar plástico-bolha
Ficar um tempo à toa

Mas se a gente juntasse as pequenas alegrias
seríamos felizes todos os dias

Ouvir histórias de amor
Voz de robô no ventilador
Olhar nos olhos teus

Conversar com Deus
Ir para a igreja

Passear na feira
Paz no coração

Liberar perdão
Abraço inesperado

Trabalho voluntário
Estar vivo

Fazer aniversário

Mas se a gente juntasse as pequenas alegrias
Seríamos felizes todos os dias

Que tal, a partir de hoje, juntar as pequenas alegrias todos os dias?

Quebrando as pedras de gelo emocionais

Exercício

A vida perde cor, sabor e textura quando reclamamos. Por isso, uma atividade extremamente simples, mas capaz de nos chamar a atenção para aquilo que realmente importa, é a "Minha fruta predileta". Imagine a fruta de que você mais gosta. Qual é a sua cor, o cheiro que exala e a textura da casca? Lembra-se do seu sabor e do prazer de comê-la enquanto o caldo lhe escorre pelo canto dos lábios? Imagine-se comendo essa sua fruta predileta três vezes no mesmo dia!
Ficou com água na boca? Então, pense agora em três situações que aconteceram hoje e que foram boas — serão elas as três frutas saborosas que você vai "comer" diariamente. Podem ser coisas simples, como uma boa hora de exercício na academia, o aconchego com seu filho na cama ou assistir a um bom filme. Associe a lembrança do gosto delicioso às suas experiências diárias e você vai perceber quanto a satisfação é muito mais poderosa que a reclamação. Lembre-se: a simplicidade traz felicidade.

CAPÍTULO 17

LIBERE SUAS EMOÇÕES

Aprenda a dizer as coisas, sejam aquelas de que você gosta ou as que provocam desconforto

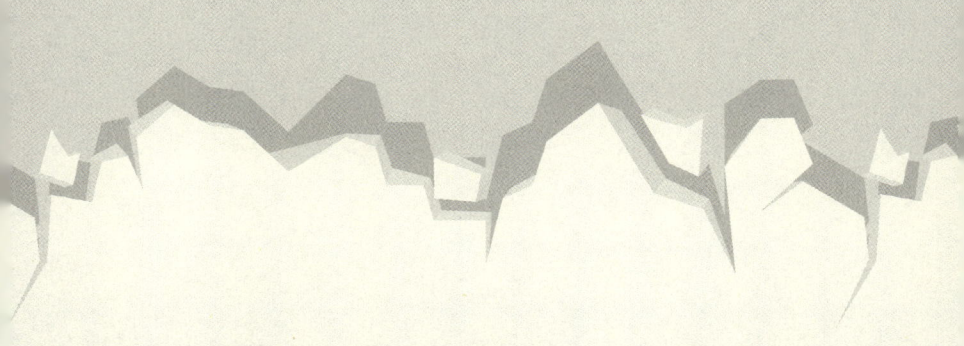

Tavares era uma incógnita para seus amigos. Ele era uma pessoa que não aparentava qualquer emoção. Mesmo as pessoas mais chegadas não conseguiam perceber, pelo seu comportamento ou palavras, se estava alegre ou triste, calmo ou com raiva. Tavares parecia ser um homem muito discreto e educado, mas a verdade é que ele carregava dentro de si uma pedra de gelo chamada inibição emocional.

No consultório, onde veio pedir ajuda psicológica, perguntei-lhe como se sentia, por exemplo, quando alguém o contrariava ou ofendia.

— Não sinto nada — respondeu. — Fico normal.

— OK. E quando acontece algo muito legal ou naqueles momentos em que as coisas dão certo para você?

— Também não sinto nada. Parece que sou embotado, sem emoção. Por vezes, penso que sou uma farsa.

Ao longo da terapia, algumas motivações desse comportamento foram sendo trazidas à tona, especialmente seu receio de que a expressão de suas emoções pudesse prejudicar ou incomodar outra pessoa.

As regras da vida em sociedade, bem como a civilidade, impõem a todos nós regras de comportamento e limites. Assim, temos uma tendência natural em refrear a nossa raiva em relação a algo ou alguém; caso contrário, os conflitos seriam frequentes, impossibilitando a vida em grupo. Todavia, a pessoa que inibe seus sentimentos e suas comunicações espontâneas para evitar a desaprovação dos outros, por receio de retaliação ou abandono ou por sentir-se envergonhada faz muito mal a si mesma. Agindo assim em excesso, vai construir dentro de si a pedra de gelo da inibição das emoções.

As áreas mais comuns de inibição são:

- Inibição da raiva.
- Inibição de impulsos positivos (como alegria ou afeição, por exemplo).
- Ênfase exagerada na racionalidade.

Pessoas com inibição emocional são contidas e excessivamente inibidas em relação à expressão de suas emoções. Emocionalmente falando, são pouco intensas e muito controladas, com uma tendência a reter as emoções de carinho e cuidado e valorizando o autocontrole mais do que as relações humanas na sua intimidade.

> Controlar exageradamente a expressão das próprias emoções pode levar a um ponto em que o indivíduo se torna incapaz, ainda que queira, de expressá-las.

Controlar exageradamente a expressão das próprias emoções pode levar a um ponto em que o indivíduo se torna incapaz, ainda que queira, de expressá-las. Quantas vezes já ouvimos coisas como "você precisa ser forte" ou "engole o choro"? A origem mais comum desse traço de comportamento costuma ser a humilhação, quando criança, por ter demonstrado suas emoções espontaneamente. Famílias que punem ou inibem as crianças que se expressam podem iniciar inibições emocionais fortes. Também observamos esse esquema no viés cultural quando alguns grupos valorizam bastante o autocontrole. São reservados, controlados e, muitas vezes, hostis e ressentidos.

Já ouvi de meus clientes frases como:

- "Eu não choro, doutora. Às vezes, meus olhos lacrimejam, mas eu reprimo as lágrimas para não demonstrar o que sinto."
- "Eu nunca fui capaz de dizer que amo alguma pessoa, mesmo meus pais e meu cônjuge. É que não consigo mensurar o que é exatamente esse tal de amor."
- "Eu construí uma espécie de blindagem dentro de mim. Não deixo entrar nem sair nada."

Se você verifica indícios dessa pedra de gelo emocional dentro de si, o primeiro passo é aprender a expressar suas emoções — aprender porque a pessoa geralmente nunca praticou. O processo pode ser iniciado com atividades simples, como assistir a uma comédia e rir até doer a barriga ou deixar as lágrimas escorrerem livremente diante de um drama emocionante.

Começar a se esvaziar e expressar suas opiniões é o segundo passo. Veja bem que isso não deve ser feito de maneira abrupta, como um rompante qualquer do qual depois você sentirá vergonha ou constrangimento. Simplesmente comece a deixar seus sentimentos de alegria, angústia, amor, frustração, raiva ou euforia serem manifestados na linguagem corporal ou por meio de palavras.

Talvez você tenha muita dificuldade para manifestar sentimentos ternos por alguém; por outro lado, é possível que tenha de lutar um bocado consigo mesmo para dizer a alguém que não gosta do que essa pessoa fez ou disse. Contudo, conforme já vimos, tudo será uma questão de aprendizado. Aprenda a dizer as coisas — sejam aquelas de que você gosta ou as que provocam desconforto.

Assumir posicionamento é o terceiro passo. Você tem opinião. Você tem sentimentos. É libertador expressá-los na hora e na medida certas. É bem possível que você vá se surpreender consigo mesmo quando, enfim, começar a extravasar seus conteúdos emocionais.

Pode parecer estranho expressar sentimentos como, por exemplo, a raiva. Porém, é bom que se diga que existe uma raiva saudável, que pode se manifestar na forma de um inconformismo saudável. Quando eu consigo me expressar, posicionando-me sem agressão ou rispidez, estou derretendo essa pedra de gelo.

Os sentimentos de alegria, angústia, amor ou frustração precisam ser expressados.

Quebrando as pedras de gelo emocionais

Atividades lúdicas podem ser extremamente úteis para nos ajudar a lidar com as emoções sem deixar de expressá-las na medida da necessidade. Portanto, quero encorajar você, que está lendo este livro, a brincar, e recomendo especificamente três atividades para praticar com a família ou os amigos.

Exercício 1 — Jogos

Existem alguns jogos de tabuleiro que favorecem a interação e a desinibição. Um deles é chamado de *Imagem e ação*, no qual cada participante tem de revelar, através de desenhos, determinadas palavras ou elementos. À medida que os desenhos vão sendo apresentados, os competidores têm de tentar decifrar o enigma.

Outra brincadeira nessa linha, e ainda mais simples, é o popular jogo de adivinhação de frases famosas, charadas ou nomes de filmes através da mímica. Divide-se os participantes em dois grupos, e cada qual, por sua vez, tem de representar, através de mímicas e gestos, o nome daquela coisa, frase ou filme. Tudo é muito divertido, já que o jogador escolhido para representar tem de se desdobrar em gestos e representações silenciosas.

Nas brincadeiras, podemos desenvolver algumas capacidades importantes, tais como a atenção, a imitação, a memória, a socialização, a imaginação. Portanto, o ato de brincar é importante, é terapêutico, é prazeroso, e o prazer é ponto fundamental da essência do equilíbrio humano.

Exercício 2 — Dança

A dança favorece a liberdade de expressão, o desdobramento de sentimentos e ideias. Também se experimentam mudanças nas emoções positivas. A dança pode ser praticada sozinho ou em grupo, favorecendo a desinibição e a liberação das emoções.

Exercício 3 — Canto

Diz o antigo ditado que "quem canta, seus males espanta". De fato, cantar é uma forma de expressão que mexe profundamente com as nossas emoções porque a gente sente o que canta. E quanto mais variadas as músicas, maior é a quantidade de sentimentos que deixamos aflorar.

Jogar, dançar e cantar são atividades muito simples e, ao mesmo tempo, bem desafiadoras para aquelas pessoas com a pedra de gelo da inibição emocional. O meu convite é que você traga de volta a criança espontânea que um dia você já teve oportunidade de ser.

CAPÍTULO 18

CONTROLE TOTAL, NÃO

Fuja dos padrões inflexíveis quanto a rotinas, horários e obrigações

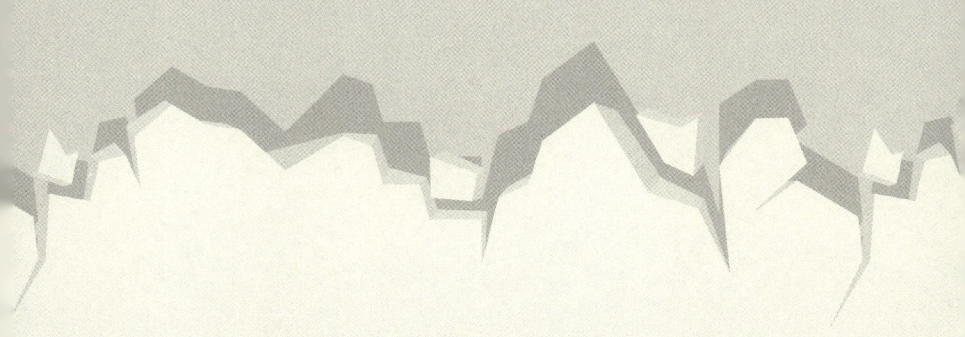

Na primeira vez em que estive em Angola, em 2016, no projeto da Aldeia Nissi, eu imaginava que seguiria à risca a programação que havia elaborado para aquela ocasião. Afinal, tínhamos programado aquela jornada missionária durante meses. Éramos uma equipe voluntaria da área da saúde que atenderia as crianças da escola do bairro Cardoso, na província do Bié.

Quando planejamos algo com detalhes e muita antecedência, é normal que surja certa ansiedade antes que tudo se realize. Nossos corações estavam a mil, na certeza de que, fora uma ou outra intercorrência ou imprevisto normal, nossos planos seriam seguidos e o resultado previsto, atingido. Como eu estava enganada!

Os dias foram se sucedendo, e tudo aquilo que fora meticulosamente planejado começou a ruir. A prática foi inteiramente diferente da teoria de nossas planilhas. Para começar, uma chuva persistente que durou muitos dias inviabilizou as muitas atividades previstas para acontecer ao ar livre. O local principal não era coberto, o que nos obrigou a permanecer, frustrados, dentro da casa missionária.

Confesso que fiquei agoniada por dias porque não conseguia ter o controle daquela situação. Como acontece muitas vezes em situações do gênero, procurei *lembrar* Deus que aquela obra era dele e que ele, afinal de contas, tem o controle de tudo. A chuva finalmente passou e, enfim, conseguimos atender as crianças. As coisas não aconteceram exatamente da maneira conforme previmos — muito pelo contrário! —, mas o trabalho foi realizado.

Aquela experiência me trouxe importantes lições que, embora óbvias, podem ser deixadas de lado quando somos contrariados em nossos planos. A primeira delas é de que, diferentemente dos nossos projetos, a maioria das coisas em nossa vida não estão sob nosso controle.

Outro aprendizado importante daqueles dias na África foi o de que precisamos estar abertos ao inesperado e aceitar as mudanças e imprevistos. No meu caso, a falta de flexibilidade teve de ser quebrada *na marra*. Melhor é, contudo, quando esse processo ocorre com tranquilidade, na certeza de que nossa vida e tudo aquilo que fazemos definitivamente não estão sob nosso controle absoluto.

Padrões inflexíveis constituem uma pedra de gelo emocional que, como os leitores já identificaram, está presente na autora deste livro. Seguir padrões, normas, procedimentos e horários é necessário em todas as esferas de nossa vida. Porém, regras rígidas demais e planos inflexíveis, incluindo preceitos morais, éticos, culturais e religiosos irrealisticamente elevados, já saem da curva, assim como preocupação com tempo e eficiência a fim de realizar sempre mais e mais.

Padrões de comportamento elevados demais, cobrança elevada demais consigo mesmo e busca excessiva do perfeccionismo podem nos levar a pensamentos dicotômicos, do tipo "é oito ou oitenta". Emoções típicas experimentadas nesses casos são pressão permanente, ansiedade, postura hipercrítica e a sensação de que há tarefas demais para tempo de menos.

Na época em que eu atuava como gerente de Recursos Humanos, vivi uma situação típica de quem carrega essa pedra de gelo emocional. Eu respondia também pela área de Responsabilidade Social da empresa e, na época, apoiávamos um projeto de atendimento a pessoas carentes. Eu, na minha rigidez de métodos e prazos, queria que o presidente de uma Organização Não Governamental (ONG), um ator com talento voltado às artes e à criatividade, cumprisse rigorosamente os processos burocráticos necessários para a aprovação dos projetos sociais. Lá pelas tantas, durante uma reunião, eu apresentei planilhas e cronogramas. Então ele me olhou bem nos olhos e disse, com muita paciência: "Silvia, eu sou ator... não penso como você." Aquilo me trouxe de volta à realidade. "Meu Deus", pensei. "Como eu sou *tique-taque* em tudo."

Quando planejamos algo com detalhes e muita antecedência, é normal que surja certa ansiedade antes que tudo se realize.

Gosto muito das histórias da Bíblia porque, além de ser a Palavra do Senhor, ela contém enormes lições de sabedoria e comportamento. Há uma passagem no Evangelho de Lucas em que Jesus Cristo discorre muito bem sobre essa questão da hiperatividade e do excesso de rigor, O texto traz a seguinte narrativa, no capítulo 10.38-42:

> Caminhando Jesus e os seus discípulos, chegaram a um povoado, onde certa mulher chamada Marta o recebeu em sua casa. Maria, sua irmã, ficou sentada aos pés do Senhor, ouvindo-lhe a palavra. Marta, porém, estava ocupada com muito serviço. E, aproximando-se dele, perguntou: "Senhor, não te importas que minha irmã tenha me deixado sozinha com o serviço? Dize-lhe que me ajude!" Respondeu o Senhor: "Marta! Marta! Você está preocupada e inquieta com muitas coisas; todavia apenas uma é necessária. Maria escolheu a boa parte, e esta não lhe será tirada."

Quando voltei a Angola, no ano seguinte, minha mente estava renovada. Posso dizer que escolhi a "melhor parte" — no caso, estar atenta apenas aos pequenos e incontornáveis detalhes da viagem, como datas de ida e de volta, região a ser atendida e um esboço de atividades, que poderiam muito bem ser alteradas de acordo com as condições encontradas. E que viagem missionária foi aquela! Não fiquei presa ao meu controle, mas entreguei o controle de tudo a Deus e aprendi uma grande lição.

Geralmente, pessoas com padrões inflexíveis passam por uma infância ou adolescência em que o amor é condicionado a uma performance acima da média. Em alguns casos, as figuras parentais são severas, rígidas e punitivas. Pais perfeccionistas, rígidos ou que nunca estão satisfeitos com o que os filhos fazem podem inibi-los emocionalmente, um processo que, na juventude ou idade adulta, cobrará seu preço.

Derreter essa pedra de gelo não é fácil e requer uma autodisciplina constante. Eu mesma, com todo conhecimento técnico e científico da questão, enfrento pequenas *recaídas* de vez em quando. Estive no Piauí, em 2019, em um encontro de Missionários

> Tire o relógio do pulso em um dia de folga e experimente a "doce aventura" de fazer as coisas sem horários pré-estabelecidos

do Sertão. Eu estava desenvolvendo uma atividade com eles e, quando menos percebi, estava estabelecendo um tempo curto demais para que respondessem a um questionário. Como no caso com aquele ator, alguém me fez cair em mim: "Silvia, em vinte minutos é impossível responder isso", disse alguém do grupo. Respirei fundo, pedi desculpas, dei um prazo maior e pensei, comigo mesma: "Desacelera!"

A mãe de uma criança pequena contou uma história que me deixou chocada: "Na escola da minha filha, a partir do ano que vem, não haverá mais o 'horário de soninho' porque a grade curricular não permite. O tempo antes destinado ao cochilo das crianças será aproveitado para aulas de idiomas e robótica." Detalhe: a filha daquela mulher tinha um ano e oito meses!

Fique alerta se você quer tornar sua criança uma espécie de adulto-mirim com uma agenda lotada de atividades técnicas para que ela tenha sucesso no futuro e pule a fase de brincar. Esse é um caminho seguro para fazer com que ela se acostume a ocultar seus sentimentos e emoções. Agindo assim, provavelmente você vai proporcionar ao seu filho a pedra de gelo dos padrões inflexíveis. Quando se tornar adulto, seu filho (ou sua filha) estará cansado e estressado de tantas responsabilidades acumuladas e iniciadas numa época em que o lúdico lhe era essencial.

Quebrando as pedras de gelo emocionais

Convido você, que identificou essa pedra de gelo emocional dentro de si, a observar seu comportamento a fim de que não se torne um escravo do tempo e das obrigações. Quebre a pedra de gelo emocional dos padrões inflexíveis. Você só terá a ganhar com isso. Para tal, pequenas coisas são muito úteis:

- Permita-se sair da rotina. Se você janta todos os dias no mesmo horário, que tal, uma vez por semana, deixar para comer depois de assistir a um filme bem leve, como um romance ou uma comédia? Procure variar também o itinerário para o trabalho, percorrendo ruas ou bairros que não estão no seu roteiro habitual.
- Experimente viver um fim de semana sem programação prévia estabelecida. Deixe para decidir o que fazer (ou não fazer) após o café da manhã de sábado. Quem sabe se, em vez de ir almoçar com seus sogros, como faz todo domingo, você e sua família não passam a manhã no parque ou na praia, fazendo um lanchinho — que pode até ser levado de casa — lá mesmo?
- Tire o relógio do pulso em um dia de folga ou guarde o celular e experimente a doce aventura de fazer as coisas sem horários pré-estabelecidos;
- Em sua próxima viagem, tente não programar tudo nos mínimos detalhes. Uma vez estabelecidas as providências básicas, como horários de transporte e o local da hospedagem, deixe um ou dois dias livres para decidir, já no destino, o que fazer naquelas ocasiões.

Um de meus pacientes aceitou o "desafio" de fazer uma viagem sem planejamento prévio minucioso. Na primeira consulta após a experiência, ele resumiu a viagem em uma só frase: "Doutora, foi libertador!"

CAPÍTULO 19

O CAMINHO DA RECONCILIAÇÃO

A pedra de gelo emocional do caráter punitivo nos impede de perdoar os outros e a nós mesmos

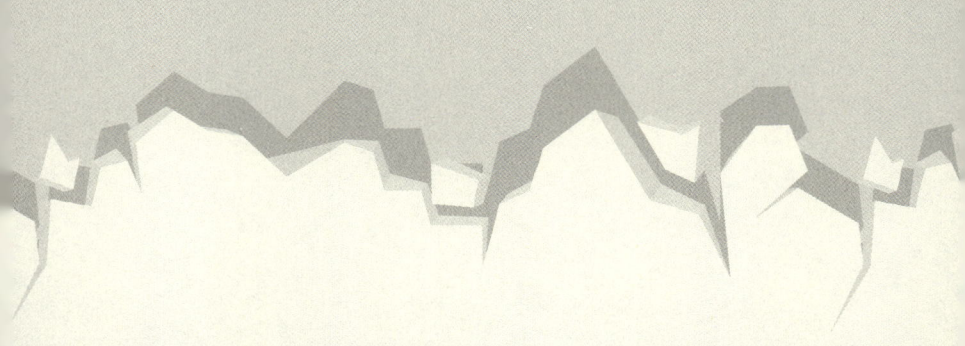

Quem de nós nunca ouviu alguém dizer que merece sofrer por conta dos erros cometidos? Ou que nunca irá se perdoar por algo que fez ou deixou de fazer? É bem pesado pensar e viver assim. Quem se submete a isso ouve uma voz interna de punição o tempo todo.

No já citado livro *Terapia do esquema*, pessoas com tendência à autopunição acreditam que devem ser mesmo castigadas. Além disso, apresentam pouca ou nenhuma tolerância para com as falhas alheias. É uma questão de lógica: como são incapazes de perdoar a si mesmas, não têm indulgência para com o semelhante. É gente que não aceita a imperfeição humana e carece da qualidade de compaixão.

O caráter punitivo é mais uma das pedras de gelo emocionais que podemos desenvolver dentro de nós. Ela tem relação direta com a dos padrões inflexíveis e a da defectividade. Provavelmente, essa voz punitiva é oriunda de uma formação em que o indivíduo era constantemente acusado e culpado, e, mesmo depois de adulto, ouve aquelas vozes ecoando internamente. Em algumas situações, ela é reproduzida também nos filhos, nos subordinados, no cônjuge ou nos liderados. Sim, a culpa é algo que, se não for tratada, é passada adiante.

— Não sou uma boa filha — disse, certa vez, uma mulher enquanto abaixava a cabeça e chorava. — Minha mãe depositou em mim todas as suas expectativas para eu ser uma nadadora profissional. Ela pagou os melhores clubes, bancou o meu aperfeiçoamento enquanto vivi no exterior e tudo o mais para que eu me tornasse uma atleta de ponta. Acontece que eu não suportei aquela vida de regras, sacrifícios e lágrimas e acabei desistindo.

Mais calma, ela explicou que tudo o que queria era ter uma vida normal como qualquer adolescente.

— Fazer coisas simples que qualquer um na minha idade faz, sabe, doutora? Ir ao cinema com os amigos, frequentar festas nos fins de semana ou simplesmente não fazer nada em alguns momentos, sem ter de acordar cedo todos os dias para treinar horas seguidas. Eu só queria ser eu.

— E quais são as evidências de que você não é uma boa filha? — perguntei.

O silêncio foi sua resposta. Continuei:

— Você já se perdoou?

Novo silêncio.

Conforme evoluíram as sessões de psicoterapia, aquela jovem paciente descobriu sua postura punitiva e também a da sua mãe. Como num efeito em cascata, também punia colegas do trabalho com seu excesso de críticas. A culpa em ter interrompido a carreira de atleta estava como que em um sótão escuro no qual nem ela queria mexer.

— Você tem o hábito de nadar? — perguntei.

— Nunca mais, pois nadar me traz a lembrança dessa dor.

— E você gostava de nadar?

> Perdoar-se a si mesmo é, muitas vezes, mais difícil do que oferecer perdão a outras pessoas.

Ela sorriu para mim, com os olhos cheios d'água. Emoções e sentimentos frequentes nessas pessoas são a raiva, a culpa e a tristeza. Essa voz interna é bem ingrata com a gente e com quem está ao nosso redor porque, em ambos os casos, é necessário praticar o perdão. O detalhe é que perdoar-se a si mesmo é, muitas vezes, mais difícil do que oferecer perdão a outras pessoas. Conceder perdão a si mesmo é muito mais profundo do que perdoar alguém porque, quando você se perdoa, quebra algemas de escravidão que estavam apertando a sua mente e o seu coração continuamente.

Embora possa parecer difícil perdoar a quem nos ofendeu ou causou algum mal, a verdade é que esse processo é possível e necessário. Há um ditado que diz que "as balanças da justiça sempre devem ser calibradas com a misericórdia".

A Bíblia Sagrada fala muito sobre o perdão. Desde a conhecida oração do Pai Nosso, na qual Jesus vincula o perdão que recebemos àquele que concedemos, quando se roga "perdoa as nossas ofensas, assim como perdoamos àqueles que nos têm ofendido", as Escrituras evidenciam a necessidade de haver perdão o tempo todo. Indagado por seus discípulos sobre até que ponto se deveria perdoar, o Mestre disse que o perdão não deveria ser dado apenas sete vezes, mas setenta vezes sete, numa metáfora de que é preciso perdoar sempre.

Ao se falar em perdão, é comum remetermos, quase que automaticamente, a uma leitura religiosa. Porém, podemos abordar o perdão sob o ponto de vista da Psicologia. Em um processo psicoterapêutico, buscamos focar o que aquela experiência ensinou à pessoa. A raiva não é sublimada; antes, é canalizada para movimentos que tragam crescimento e desenvolvimento pessoal. Precisamos aprender a transformar a raiva em energia positiva, provedora de mudança e transformação.

O perdão é considerado como uma das maiores virtudes de pessoas resilientes, pois revela superação por parte de quem sofreu na relação com o outro. Resiliência refere-se à capacidade que temos de superar adversidades, preservando nossas condições físicas e mentais, apesar das forças adversas que nos afetam. Essa abordagem da psicologia positiva foi desenvolvida pelo doutor Martin Seligman na condição de presidente da American Psychological Association.

Da mesma forma, precisamos nos perdoar por erros que cometemos ou pensamos que cometemos. O tempo passado não volta. Por isso, lembrar falhas que são incontornáveis só produz mais sofrimento. Não carregue essa pesada pedra de gelo emocional dentro de você. Se tem sofrido com a falta de perdão, faça o que for possível para procurar a pessoa que lhe causou mal para acertar a situação. Da mesma forma, caso saiba que alguém tem algo contra você, procure essa pessoa e peça, de maneira sincera e humilde, que lhe perdoe.

Quando remoemos hoje uma coisa que aconteceu no passado, não conseguimos virar essa página. Precisamos nos esvaziar e tirar lições aprendidas do que aconteceu e a sensação de que fechamos aquele ciclo a fim de seguir adiante. Precisamos passar pelo nosso ego, pela nossa teimosia e pelas nossas expectativas com relação ao outro.

Embora possa parecer difícil perdoar quem nos ofendeu ou causou algum mal, a verdade é que esse processo é possível e necessário.

> Precisamos nos esvaziar e tirar lições do que aconteceu e a sensação de que fechamos aquele ciclo a fim de seguir adiante.

Já acompanhei casos de pessoas que sofriam com a pedra de gelo do caráter punitivo e vi quanto sofriam com isso. Sofrer em silêncio não resolve. Por isso, se essa questão tem atormentado você, procure conselheiros de confiança e não deixe de considerar a ajuda psicológica. Não padeça em silêncio. Lembre-se: a caverna pode ser um momento necessário, mas não traz cura. Só há cura quando a ferida é exposta.

Quebrando as pedras de gelo emocionais

Quero lhe encorajar a perdoar, e é possível que alguns caminhos possam ajudar nessa jornada.

Exercício 1 — A carta

1. Escreva uma carta para a pessoa a quem você não perdoou. Essa carta não precisa ser enviada — simplesmente escreva e relate todas as suas mágoas e dores. Isso irá ajudar você a esvaziar e organizar seus pensamentos.
2. Se, após escrever a carta, você se sentir encorajado (ou encorajada) a procurar essa pessoa, faça-o sem hesitação. Caso tenha usado termos pesados ou acusações na carta, substitua-os por palavras de conciliação. Afinal, o objetivo é resolver a questão, e não tornar ainda mais grave. Lembre-se: não se trata de um simples desabafo, mas sim, da construção de um novo caminho para você e a outra pessoa envolvida na situação.

Exercício 2 — Olhar para dentro

Examine o seu ser com sinceridade e identifique atos, palavras, omissões ou decisões que você praticou ao longo de sua vida e que lhe causam dor e arrependimento. Você já se perdoou por tê-las cometido? Se ainda não, este é o momento. Comece escrevendo-as para que a identificação fique mais fácil:

_____

_____

_____

_____

_____

CAPÍTULO 20

QUEBRE SUAS PEDRAS!

Você não precisa — e não deve — carregar tanto peso dentro de si

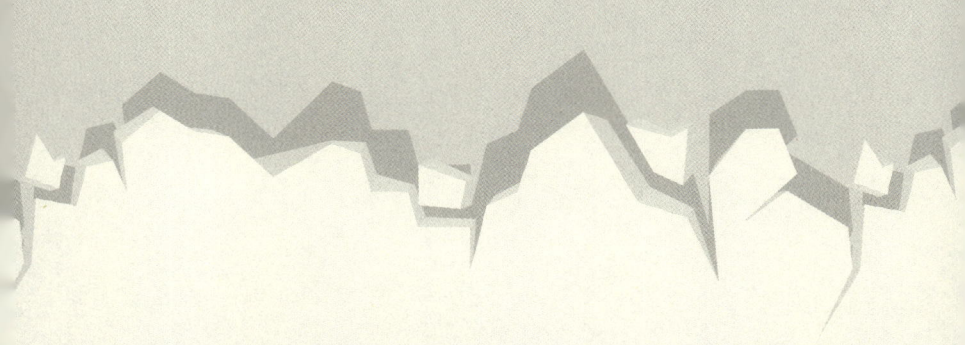

Ao longo deste livro, identificamos até agora dezoito pedras de gelo emocionais que podem surgir em nosso ser, impedindo-nos de ter uma vida plena e abundante. Cada uma delas tem suas próprias origens, características e efeitos, e essas pedras de gelo se conectam e possuem muita coisa em comum umas com as outras. Assim, uma pessoa pode apresentar várias delas. Uma pedra vai fortalecendo a outra, e tendem a criar verdadeiros *icebergs* que afetam nossa mente e nossa alma.

Falamos sobre Pérola, uma mulher que tinha pais superprotetores, mimada e que não aceitava ser contrariada.

Jorge, por sua vez, era um rapaz que foi criado em um ambiente de hostilidade. Seu pai bebia e agredia verbalmente a mulher e os filhos. Sua mãe sofria com a depressão e não conseguiu criar os filhos, responsabilidade assumida pela avó das crianças, que, em face de sua geração, recebera uma criação muito rígida, envolvendo muita cobrança quanto a desempenho escolar e comportamento. Paralelamente, o afeto praticamente inexistia. Por isso, Jorge cresceu em silêncio e engoliu a frieza da avó, os maus tratos do pai e a ausência da mãe. Com o tempo, desenvolveu dentro de si a pedra de gelo da subjugação e do abandono.

No seu íntimo, Jorge sentia-se rejeitado e privado de atenção e afeto. Crescido, tornou-se uma pessoa muito exigente consigo mesmo, pois adotava padrões inflexíveis (outra pedra de gelo). Embora internamente ansioso e triste, ele não expressava seus sentimentos a ninguém devido à pedra de gelo da inibição emocional.

Essa comparação serve para comprovar que as pedras de gelo emocionais podem existir em cada um de nós com pesos e me-

As pedras de gelo emocionais podem existir em cada um de nós com pesos e medidas diferentes.

didas diferentes. A questão é entendermos sua origem e intensidade, bem como a dor psíquica que nos causam e a maneira como reagimos quando nossas pedras de gelo são ativadas.

> Olhamos tanto para fora, mas negligenciamos o olhar para dentro, que é fundamental para encontrar e combater as nossas pedras de gelo emocionais.

Pare um pouco para refletir se, ao longo de sua trajetória de vida, você tem sofrido com os efeitos das pedras de gelo emocionais. Já vimos como elas podem nos afetar e o que fazer para começar a derretê-las ou, melhor ainda, eliminá-las. Tenho questionado meus pacientes e as pessoas que participam de minhas palestras e atividades missionárias acerca disso, e agora chegou a sua vez. Vivemos uma vida tão ocupada e olhamos tanto para fora, mas negligenciamos o olhar para dentro, que é fundamental para encontrar e combater as nossas pedras de gelo emocionais.

Considero que os casos com impactos significativos na sua vida e na vida das pessoas que convivem com você requerem, muitas vezes, ajuda profissional de um psicólogo. Contudo, você também precisa ser sincero consigo mesmo e entender quando é o momento de pedir ajuda.

Outra reflexão importante a ser feita refere-se a entendermos a história de vida dos nossos pais ou responsáveis e cônjuges. Eles também tiveram ou têm as próprias pedras de gelo — talvez até alguns *icebergs* da alma. Entender a história deles não irá mudar o que você já viveu, mas irá ampliar o alcance de seu olhar acerca dessas pessoas e de si mesmo. Sem peso, sem acusações, sem julgamentos; lembre-se de que, do passado, só se deve tirar lições.

Quebrando as pedras de gelo emocionais

Exercício 1 — As pedras de gelo emocionais

Agora, que você conhece as pedras de gelo emocionais, quais foram aquelas que você identificou dentro de si? Quais os sentimentos que elas lhe provocam? Como você pode classificar seus efeitos na régua emocional de 0 a 10? Use a tabela abaixo para registrar isso.

Pedras de gelo emocionais	Emoções e sentimentos	Régua emocional de 0 a 10

Exercício 2 — Os impactos

Sinalize em que áreas de sua vida essas pedras de gelo têm causado maior impacto.

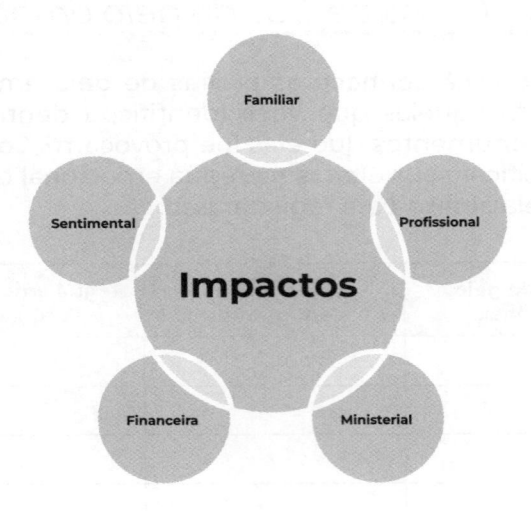

```
            Familiar
Sentimental         Profissional
         Impactos
    Financeira   Ministerial
```

Este exercício vai ajudar você a entender em que área(s) de sua vida você está mais vulnerável. Caso haja impactos significativos, busque ajuda profissional de um terapeuta.

CAPÍTULO 21

ADMINISTRANDO O QUE É PRECIOSO

Não permita que seus relacionamentos sejam depreciados pelo tempo e pelo descuido

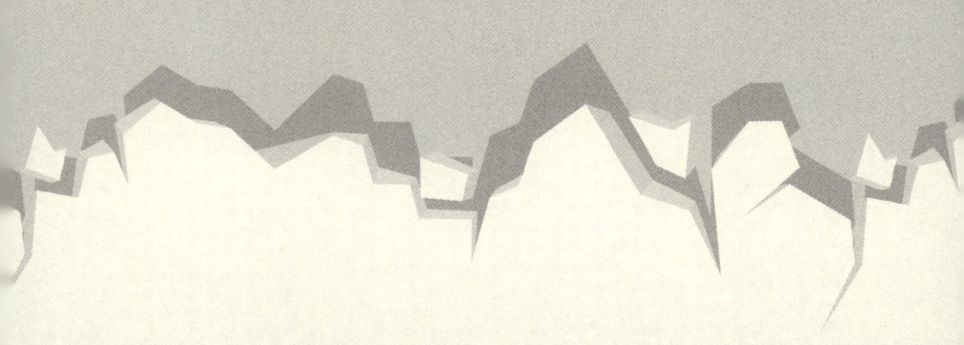

Imagine-se dirigindo o carro de seus sonhos. Durante alguns meses, você "paquerou" aquele veículo na concessionária. Pesquisou tudo o que podia sobre ele, leu artigos sobre seu desempenho, avaliou as qualidades e fez muitas visitas à loja, conversando com o vendedor acerca de preço e condições de pagamento. Finalmente, após alguns meses de espera, finalmente você conseguiu transformar o sonho em realidade. Tendo investido tempo, trabalho e dinheiro na aquisição, saiu dirigindo o carro com uma satisfação impossível de descrever.

Nos primeiros tempos, tudo era do seu agrado: aquele cheirinho de carro novo, o painel multifuncional e até o ronco suave do motor. Só que agora, passados alguns anos, o brilhante veículo de outrora já é um carro marcado pelo uso. Sua alegria, na mesma medida, já não é a mesma de quando o comprou. Deixados para trás os tempos de encanto, quando até o retrovisor era considerado lindo, você nem olha para o carro direito; apenas o utiliza. É automático entrar no carro, dar a partida e sair. E não é que ele, por sinal, está bem sujinho e você nem tinha reparado?

Há um termo muito usado no mercado de veículos e que expressa essa relação entre o que acontece entre a compra de um carro zero e o seu estado depois de alguns anos: depreciação. O carro não custa o mesmo valor de quando você o comprou, e é bem provável que você leve algum prejuízo quando for passá-lo adiante. Porém, nem tudo pode ser medido em cifras e anos nessa relação entre o carro e seu proprietário. Tanto é assim que alguns veículos antigos têm enorme valor, ainda mais se forem bem cuidados. São considerados relíquias. Logo, a correlação entre algo duradouro e seu custo financeiro não pode ser considerada como único indicativo para o chamado "valor agregado".

É possível fazer uma analogia entre isso e um casamento. Sim, o matrimônio pode se tornar algo similar a um veículo se não for bem

> Iniciativas simples, que antes davam sentido e brilho ao convívio, não podem ser deixadas de lado.

cuidado e, principalmente, se não for visto como algo especial, independentemente do passar dos anos. Afinal de contas, uma relação conjugal também pode passar pelo processo de depreciação. Passa-se o tempo, e o que no início era motivo de encanto torna-se enfado. O cuidado recíproco entre marido e mulher, antes exercido com zelo e amor, passa a ser visto como mera obrigação. As iniciativas simples, que davam sentido e brilho ao convívio, vão sendo deixadas de lado num processo contínuo de desgaste e desmotivação. Quando se dá conta, o que se tem em mãos já não é mais um veículo maravilhoso, mas sim, um carro velho. Não é mais bonito, tem um barulho irritante, fica sujo com frequência, dá trabalho, implica muitos gastos.

Quando o "custo *versus* benefício" se torna pequeno, a ideia imediata é passar a coisa adiante. É melhor acabar logo com isso; simples assim. Os filhos também podem ser vistos dessa maneira. Ao invés de preciosas bênçãos, passam a ser considerados como um trabalhoso estorvo. Os pais, antes atenciosos durante quase 24 horas por dia, já não veem a hora de mandar a criança para a escola integral para não dar tanto trabalho.

Agora que já conhece as pedras de gelo emocionais, quero convidar você, primeiramente, a analisar as semelhanças e diferenças entre você e seu cônjuge. Se você não é casado ou casada, pode fazer o mesmo exercício em relação à pessoa que está namorando ou com quem noivou. Tenho certeza de que, ao ler o livro até aqui, você identificou muitas semelhanças (e também diferenças) entre os dois.

Já atendi casais que chegaram à terapia muito depreciados pelo tempo e pelas más condições de conservação do casamento. Eles traziam buracos imensos em seus corações, mas a estrutura exterior parecia conservada, embora eles dissessem que a relação não tinha mais jeito.

A certa altura, ao atender um desses casais, eu tive uma ideia e perguntei se eles tinham no celular uma foto em que estivessem juntos e de que gostassem muito. A mulher sacou seu aparelho e logo encontrou uma imagem que os mostrava sorrindo e abraçados.

Capítulo 21 – Administrando o que é precioso

— Olhem pára esta foto — propus.

A imagem parecia daquelas feitas em momentos especiais. O sorriso de ambos na foto não era aquele risinho amarelo; parecia uma espontânea expressão de contentamento. Ela demonstrava o amor que um sentia pelo outro e que foi o motivo de sua união. Porém, eles não conseguiam mais enxergar isso devido às marcas deixadas na estrutura do casamento por tantos anos de discussões, acusações mútuas, frieza e rejeição.

— Sim, há amor aqui — disse a esposa, com os olhos marejados.

O marido, meio constrangido, admitiu que o que via na foto era aquilo que ambos sonhavam em viver novamente, mas o orgulho e as mágoas não deixavam.

Iniciamos um percurso com aquele casal. Numa das sessões, realizamos uma atividade juntos. Papel e caneta na mão e algumas regras que eu defini. O intuito era gerar reflexões, e, por isso, tivemos duas regras inegociáveis: um fala e o outro ouve. Só quando o primeiro termina é que o segundo pode falar. Além disso, expliquei que aquele não era o lugar para discussões. Caso isso acontecesse, a atividade seria interrompida no ato. Eles sorriram, olharam um para o outro e isso serviu, como se diz, para quebrar o gelo entre eles.

> Quando o "custo *versus* benefício" se torna pequeno, a ideia imediata é passar a coisa — seja um bem material ou um relacionamento — adiante.

A atividade que meus clientes realizaram naquele dia pode, muito bem, ser feita pelos leitores:

- Anotem quais são as qualidades de seu cônjuge. O que você admira nele ou nela?
- Quais são as semelhanças entre vocês?
- E quanto às diferenças, quais são?
- Por que motivos vocês estão juntos?
- Quem quer iniciar e explicar o que escreveu?

Nessa atividade, aquele casal descobriu e se alegrou com as qualidades que nunca tinham falado para o outro ou percebido em si mesmos. Também tiveram sua atenção atraída para o que seria o propósito da vida de cada um individualmente e como casal.

Quando temos um propósito e o conhecemos, tudo muda em nossa vida, pois isso gera engajamento e emoções positivas. Assim, somos capazes de seguir adiante mesmo face às adversidades.

Capítulo 21 – Administrando o que é precioso

Quebrando as pedras de gelo emocionais

Exercício 1 — As perguntas

Quero lhe propor que você realize um exercício junto com seu cônjuge ou a pessoa que está namorando, se for o caso. Cada um responderá, por sua vez, as seguintes questões:

1. Temos pedras de gelo emocionais semelhantes? Quais são? (Use como base as que enumeramos ao longo deste livro.)

___

___

___

___

2. O que eu deprecio em meu cônjuge/namorado(a)?

___

___

___

___

3. Quais são as situações nas quais eu percebo as maiores diferenças entre nós?

___

___

___

___

Exercício 2 — A prática

De 0 a 10, digam quanto vocês têm praticado cada um dos nove itens abaixo na sua relação familiar:

1. Amor ( )
2. Alegria ( )
3. Paz ( )
4. Paciência ( )
5. Amabilidade ( )
6. Bondade ( )
7. Fidelidade ( )
8. Mansidão ( )
9. Domínio próprio ( )

Quero convidar você a meditar em cada frase desse quadro. Sim, é possível valorizar ao invés de depreciar e reconstruir, em vez de destruir. A palavra de Deus nos presenteia com grandes reflexões sobre esse assunto.

Amor	Alegria	Paz
"Amados, amemo-nos uns aos outros, pois o amor procede de Deus. Aquele que ama é nascido de Deus e conhece a Deus" (I João 4:7)	"Os meus lábios gritarão de alegria quando eu cantar louvores a ti, pois tu me redimiste" (Salmos 71:23)	"Deixo-lhes a paz; a minha paz lhes dou. Não a dou como o mundo a dá. Não se perturbem os seus corações, nem tenham medo" (João 14:27)
Paciência "Alegrem-se na esperança, sejam pacientes na tribulação, perseverem na oração" (Romanos 12:12)	**Amabilidade** "Ao servo do Senhor não convém brigar mas, sim, ser amável para com todos, apto para ensinar, paciente. Deve corrigir com mansidão" (II Timóteo 2:24)	**Bondade** "Sejam bondosos e compassivos uns para com os outros, perdoando-se mutuamente, assim como Deus perdoou vocês em Cristo" (Efésios 4:32)
Fidelidade "Meus olhos aprovam os fiéis da terra, e eles habitarão comigo. Somente quem tem vida íntegra me servirá" (Salmos 101:6)	**Mansidão** "Aprendei de mim, que sou manso e humilde de coração; e encontrareis descanso para as vossas almas" (Mateus 11:29)	**Domínio próprio** "O tolo dá vazão à sua ira, mas o sábio domina-se" (Provérbios 29:11)

CAPÍTULO 22

USE AS LINGUAGENS DO AMOR

Saiba comunicar sentimentos através de palavras, gestos e atitudes

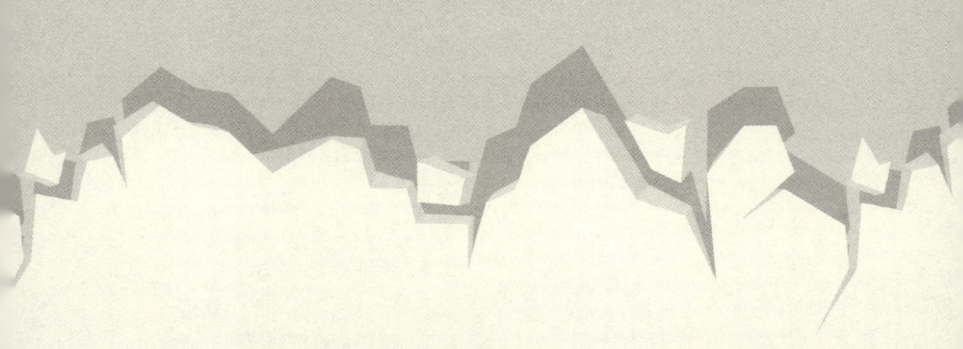

Costumo recomendar a todos os meus pacientes a leitura do livro *As cinco linguagens do amor*, de Gary Chapman (Mundo Cristão). Uma preciosidade na aprendizagem da linguagem do amor, seja ela relacionada à vida conjugal, ao convívio familiar, às relações profissionais etc. Sim, é um tesouro com que o autor nos presenteou, e quero aqui citar alguns pontos desse precioso livro.

É importante que você perceba qual é a sua linguagem de amor, qual a que você gosta de receber e também entender qual é a linguagem de amor de seu cônjuge, bem como de seus filhos, familiares e amigos. Isso porque há casos em que a pessoa ama numa determinada linguagem de amor e gosta de ser amado em outra. Preste atenção.

1. **Palavras de afirmação** — São elogios, palavras de encorajamento e pedidos, ao invés de ordens ou expressões ríspidas. Além de criar intimidade, tais palavras curam feridas. As pessoas que utilizam a linguagem de amor na forma de palavras de afirmação são aquelas que se sentem amadas quando ouvem expressões de respeito, encorajamento, elogios e declarações de amor. Para elas, é importante que quem está ao seu lado expresse verbalmente o seu amor e sentimentos. Usando esse idioma, a pessoa normalmente expressa coisas como "eu te amo", "você é linda", "parabéns por este trabalho", "eu admiro você" etc. As palavras de amor são primordiais para que o seu "tanque de amor" esteja cheio.

2. **Tempo de qualidade** — Significa realizar atividades juntos, conversando, curtindo um ao outro de forma exclusiva. Tempo de qualidade não é realizar atividades com outras pessoas; é estar, de fato, junto com essas pessoas, sejam elas o cônjuge, os filhos, os amigos etc. Uma das características do tempo de qualidade é o nível de atenção que se dá à outra pessoa. Assistir a um filme

junto com a pessoa amada, brincar com os filhos, sair para jantar com os colegas do trabalho ou reunir pessoas em casa são formas de passar tempo de qualidade com aqueles que nos são próximos e valiosos.

3. **Toque** — É sabido que os bebês que são tomados nos braços, beijados e abraçados desenvolvem uma vida emocional mais saudável do que aqueles que são normalmente deixados durante um longo período de tempo sem contato físico. Se é assim no início, é natural que essa necessidade se manifeste ao longo de toda a vida. A pessoa que tem a linguagem de amor do toque se sente amada quando anda de mãos dadas, abraça, beija ou se aconchega a alguém. Portanto, o que você está esperando para começar a praticar o toque com aqueles a quem ama?

4. **Atos de serviço** — Nem todos se dão conta de que praticar pequenos serviços os ao próximo — seja cuidar das crianças, ir no mercado, cozinhar, arrumar a casa, ensinar ou trabalhar em equipe, por exemplo — é uma poderosa linguagem do amor. Quem é servido sente-se amado quando é cuidado. Em contrapartida, quem expressa seu amor nessa linguagem com afinco e dedicação não sente qualquer peso com isso. Por essa razão, esta é uma linguagem do amor a ser reciprocamente praticada, o tempo todo.

5. **Presente** — Quem é que não gosta de receber um presente, por mais simples que ele seja? Seja uma lembrancinha, um doce gostoso ou um porta-retratos para colocar aquela foto especial, a linguagem do amor do presente sempre vem acompanhada de um agradável sentimento de surpresa. Lembre-se: valores gastos são muito menos importantes do que sentimentos demonstrados.

É importante que você perceba qual é a sua linguagem de amor e qual é aquela que gosta de receber.

Quero compartilhar uma história pessoal com vocês. Durante muitos anos, trabalhei como gerente de Recursos Humanos numa multinacional. Divorciada, mãe de dois filhos, assumi as responsabilidades de casa como provedora, e minha filha acabou

Capítulo 22 – Use as linguagens do amor

assumindo as atividades que também deveriam ser minhas, como cuidar do lar e outras atividades que minha rotina já não permitia realizar com a regularidade necessária.

Embora tivéssemos uma ajudante na arrumação da casa, era minha filha que falava o que comprar, que comida seria feita e assim por diante. E isso permaneceu durante anos.

Eu tenho duas linguagens de amor mais expoentes: palavras de afirmação e tempo de qualidade. Então imagine aquela mãe que fala "sabia que eu te amo?" a cada dia, hora ou minuto. Era eu. Associado a isso, sempre valorizei os momentos em que podíamos estar juntos em família, principalmente na hora das refeições.

Um dia, eu estava na igreja. Havia um congresso e o pregador ministrou sobre família, incentivando-nos a olhar para ela. Naquele exato momento, eu senti dentro do meu coração que a linguagem de amor que eu direcionava aos meus filhos não era aquela que eles precisavam. Tive a convicção de que o que lhes faltava era a linguagem do amor dos atos de serviço.

Alguns dirão que essa voz foi a da minha consciência. Por mim, estou certa de que aquela foi uma manifestação do Espírito Santo. Mesmo que você não entenda bem do que estou falando, saiba que creio nesse tipo de experiência e que tem sido muito importante na minha vida, bem como na de milhões de pessoas.

Assim que o evento foi encerrado, corri para casa. Quando cheguei, disse ao meu filho mais novo:

— Hoje eu tive uma experiência com Deus e ele me revelou que você se sente amado quando eu cuido de você lavando, cozinhando, levando-o à escola.

Meu adolescente desviou os olhos por alguns instantes da tela do computador e me respondeu:

— É sim, mãe — e logo voltou ao que estava fazendo.

Dei uma risada discreta e saí. Quando minha filha chegou, eu disse a mesma coisa:

— Hoje eu tive uma experiência com Deus e ele me revelou que você se sente amada quando eu cuido de você, lavando, cozinhando e assumindo parte das coisas que você tem feito.

Ela começou a chorar. Eu a abracei e, naquele dia, entendi que havia falhas na nossa comunicação de amor. Dali em diante, aprendi que, mesmo que a minha linguagem de amor seja na forma de palavras de afirmação e tempo de qualidade, meus filhos precisavam da linguagem de amor dos atos de serviço. Sendo assim, assumi de vez o papel que a mim foi designado. Desde então, descobri quanto meus filhos se sentem amados quando cuido deles.

> **Reflita se você não está precisando se comunicar na linguagem de amor da sua família, amigos e demais pessoas com quem se relaciona.**

Essa atitude de amor me levou a aprender a cozinhar depois dos quarenta anos. Às vezes, erro no tempero, mas estamos todos felizes. Ainda que eu diga que os amo o tempo todo e ainda que eu valorize muito os momentos em que estamos todos juntos, é quando dispensamos o *fast food* e eu vou para a cozinha que eu me lembro daquela mensagem que me despertou para o que é, de fato, a linguagem do amor. Com ela, muitas coisas têm mudado em minha vida, e quero que você também reflita se não está precisando se comunicar na linguagem de amor da sua família.

Recapitulando, temos aqui alguns facilitadores para melhorar a comunicação, a linguagem e os relacionamentos na família:

- Identificação das pedras de gelo emocionais.
- Combate aos fatores de depreciação.
- Prática dos nove itens na relação familiar (amor, alegria, paz, paciência, amabilidade, bondade, fidelidade, mansidão, domínio próprio).
- Identificação das cinco linguagens de amor da sua família.

Quebrando as pedras de gelo emocionais

Exercício — As linguagens de amor

Vamos exercitar e identificar as linguagens de amor das pessoas importantes em sua vida? Inclua os nomes dessas pessoas nos espaços pontilhados na horizontal e marque com X qual a linguagem de amor que você dedica a elas. Em seguida, faça o mesmo indicando as linguagens de amor que gosta de receber dessas pessoas.

A linguagem de amor que dedico é:	EU	_____	_____	_____
Palavras de afirmação				
Toque				
Tempo de qualidade				
Atos de serviço				
Presentes				
A linguagem de amor que aprecio é	EU	_____	_____	_____
Palavras de afirmação				
Toque				
Tempo de qualidade				
Atos de serviço				
Presentes				

CAPÍTULO 23

UMA VIDA COM FLORES

Humanos erram —
e que liberdade é poder afirmar isso!

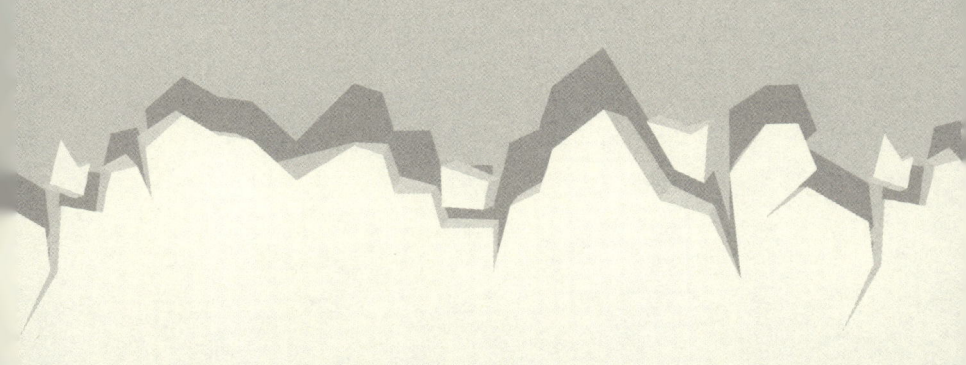

A noção de que não somos perfeitos, assim como não o são nossos pais, nossos amigos, nossos chefes, nossos líderes religiosos e nossa família, traz-nos a convicção de que somos todos humanos. E humanos erram — que liberdade é poder afirmar isso!

Como citei no início deste livro, tenho acompanhado e ouvido histórias de pessoas que identificaram e quebraram suas pedras de gelo emocionais. São pessoas que superaram suas dificuldades emocionais e, assim, voltaram a sorrir, a acreditar e a sonhar. Dessas pessoas, ouço afirmações como:

- "Eu quero e posso viver!"
- "Eu sou feliz!"
- "Eu tenho talentos!"
- "Eu sou capaz!"
- "Estou leve!"
- "Eu posso sorrir, dar gargalhadas!"
- "Eu quero ajudar pessoas!"

Adoro ouvir suas histórias. São relatos que falam de superação, resiliência, fé e esperança. Algumas vezes, eu e meus pacientes rimos juntos diante de certas situações:

- "Silvia, a minha pedrinha de gelo do autossacrifício se ativou nesta semana. Eu percebi e agi dessa forma."
- "Doutora, você acredita que eu já estava na postura defensiva, achando que alguém queria me prejudicar?"
- "Esta semana eu me surpreendi querendo ser, de novo, babá do meu filho de 40 anos."

- "Meu padrões inflexíveis — o *tique-taque* — esta é a autora que vos fala."
- "Tenho orgulho de mim. Eu aprendi a me amar!"

Essas histórias não são mais de lágrimas; são afirmações de quem entendeu sua própria humanidade e aprendeu a superar barreiras e quebrar as próprias pedras de gelo emocionais. São relatos de domínio próprio, mansidão, paz e amor, elementos que estão presentes no livro de Gálatas 5:22-23, parte do Novo Testamento da Bíblia Sagrada:

- "Ah... eu e minha mania de controlar o mundo, de querer confiar na minha força, no meu tempo, e de fazer as coisas do meu jeito. Porém, tenho evoluído e sinto orgulho de mim."
- "Doutora, eu me perdoei. Eu me perdoei!"
- "Eu escolhi viver."
- "Perdoei meus pais. Do passado, ficam somente lições aprendidas, né, doutora?"
- "As dores que outrora eu tive no passado, hoje cicatrizadas, ajudam-me a ajudar pessoas. Estou feliz, doutora, muito feliz!"
- "Doutora, eu não quero mais morrer. Descobri que tenho um propósito de vida e preciso cumpri-lo!"

Que lindo e inspirador é ouvir isso! São essas histórias de superação que me levam a continuar nesta jornada, falando de saúde emocional.

A noção de que não somos perfeitos, assim como não o são nossos pais, amigos e pessoas com quem nos relacionamos, traz-nos a convicção de que somos todos humanos.

Quebrando as pedras de gelo emocionais

Faremos, agora, o último exercício deste livro: a flor do mal versus a flor de Gileade.

- No centro da flor, anote qual é a situação que tem tirado a sua paz.
- Pétala 1: quais os pensamentos que geram essa situação?
- Pétala 2: que emoções esses pensamentos têm produzido no seu coração?
- Pétala 3: quais as suas reações físicas e comportamentais quando está desse jeito?
- Pétala 4: quais são as pedras de gelo emocionais que você identifica em cada uma dessas situações?

Essa flor é nutrida por essas pétalas, e seu nome é flor do mal porque produz raízes de amargura, tristeza e ansiedade.

Vamos agora pensar sob outra perspectiva.

- No centro dessa outra flor, anote a mesma situação sob uma perspectiva otimista (exemplo: estou desempregado versus estou disponível no mercado).
- Pétala 1: quais os pensamentos que você tem quando adota uma visão otimista do problema?
- Pétala 2: quais as emoções que esses pensamentos produzem no seu coração?

- Pétala 3: identifique e escreva quais são as suas reações físicas e comportamentais quando você consegue enxergar alternativas?
- Pétala 4: desenhe um martelo quebrando suas pedras de gelo emocionais.

Esta flor é a flor de Gileade. Ela era algo muito precioso na cultura judaica. A flor da árvore era tida como um remédio sagrado que cicatrizava feridas e amenizava as dores. Por isso, é importante que você comece a plantar flores de Gileade em seu jardim da vida. Esse bálsamo irá ajudar você a encontrar alternativas no período de aflições e a ter bom ânimo, como Jesus nos ensinou: "Eu lhes digo essas coisas para que, em mim, vocês tenham paz. Neste mundo, vocês terão aflições; contudo, tenham ânimo! Eu venci o mundo" (João 16:33).

Não conheço sua história de vida, suas dores ou a razão de suas lágrimas. Porém, quero encorajar você a continuar, a perseverar, a buscar ajuda. Você não está só.
A você, que crê em Deus, como eu, quero compartilhar o meu olhar sobre ciência e religião. É tão simples; contudo, precisamos sempre lembrar que é possível caminhar com ambas, e uma apoiar a outra. Não consigo enxergar a relação entre religião e ciência como algo antagônico, mas sim, complementar. Deus continua e continuará sendo Deus. Ele é soberano.
O nome de Jesus continua sendo o nome que está acima de todo nome, mas ele deu ao homem a inteligência que

Capítulo 23 – Uma vida com flores

levou ao desenvolvimento da ciência, e isso tem contribuído para a nossa vida. Todas as ciências — a Tecnologia, a Medicina, as exatas, a Teologia, a Filosofia, a Matemática e, claro, a Psicologia — são dádivas de Deus para a humanidade. Podemos utilizá-las a nosso favor sem culpa ou resistência, mas com sabedoria e discernimento.

A minha oração é que este livro possa ser um divisor de águas na sua vida. Que ele possa gerar transformação, renovação da mente e cauterização das feridas de alma. Quero crer que muitas pedras de gelo emocionais foram quebradas ao longo da leitura. Quanto àquelas que ainda restam em seu ser, que elas sejam combatidas com fé e perseverança.

Que você guarde em seu coração três versículos da palavra de Deus que falam do que Ele, e somente Ele, é capaz de fazer:

- "Somente Deus conhece o interior do homem na sua plenitude, pois o homem é obra das suas mãos (Gênesis 1:26).
- "E não nos cansemos de fazer o bem, pois no tempo próprio colheremos, se não desanimarmos" (Gálatas 6:9).
- "Sejam fortes e não desanimem, pois o trabalho de vocês será recompensado" (II Crônicas 15:7).

Deus abençoe sua vida!

APÊNDICE

MINHA MISSÃO E MEU PROPÓSITO

Religião e ciência podem ser complementares na busca por uma vida plena

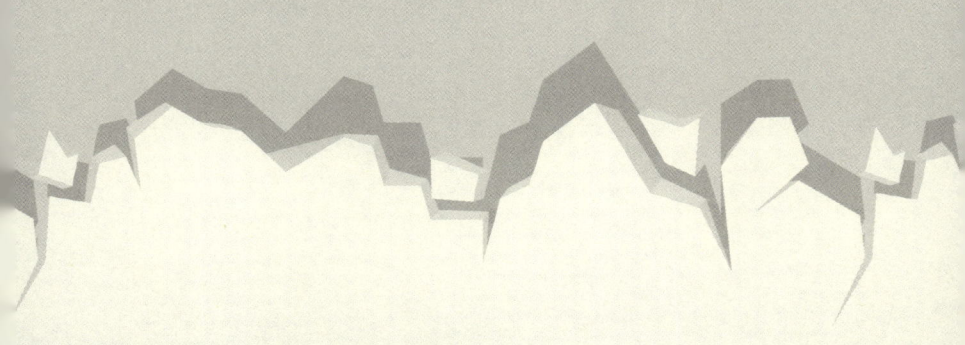

Recebo muitas mensagens de estudantes de Psicologia e de colegas psicólogos que me perguntam como é falar dessa disciplina dentro da Igreja. É que, até bem pouco tempo, Psicologia e fé não se misturavam. Havia preconceitos de parte a parte: os cristãos, muitas vezes, desmereciam o trabalho dos psicoterapeutas porque considerava-se que os males da mente e da alma deveriam ser tratados apenas na esfera espiritual. Por sua vez, muitos psicólogos desprezavam a religião por considerar que orações, aconselhamentos e disciplinas espirituais não seriam capazes de ocupar o espaço destinado à prática terapêutica profissional e habilitada.

Felizmente, os tempos mudaram, e hoje a Psicologia e a Igreja têm dialogado muito melhor. Em inúmeros círculos religiosos, o aconselhamento espiritual e as orações cumprem seu papel essencial, mas valoriza-se a busca pela ajuda do profissional da Psicologia para atuar nas lacunas que a fé, por si só, não preenche. Já as escolas de Psicologia têm destacado o importante papel que a devoção religiosa exerce na busca pelo estado de saúde integral do indivíduo.

Dito isso, é preciso deixar claro que não existe psicólogo cristão. O que existe são cristãos que exercem a profissão de psicólogo — como, de resto, há cristãos atuando na Medicina, na Engenharia, no Jornalismo, no Magistério, no Direito e em todas as atividades humanas. O fato é que, quando um paciente aborda questões relacionadas a princípios e valores cristãos, o profissional que tem o conhecimento da Palavra de Deus consegue entender melhor esses questionamentos. É um facilitador no processo terapêutico em relação a determinado segmento de pessoas.

Essa questão precisa ser bem entendida e delimitada. Há muitos cristãos que sofrem em silêncio, com medo do julgamento de seus pares na fé. Assim, carregam demandas que não veem sanadas na prática devocional e sentem-se constrangidos para buscar ajuda profissional.

Colabora para isso a falta de informação e o preconceito que ainda são dominantes em muitos círculos religiosos.

Além disso, há ensinos bíblicos equivocados que vinculam a doença e o sofrimento ao pecado ou à falta de fé. Ora, males do corpo e da mente são inerentes à condição humana e afetam a todos, deste o agnóstico até o mais piedoso cristão. Dessa forma, assim como depressão não é "frescura", e sim, uma enfermidade, crises de ansiedade não ocorrem por falta de fé.

Ao longo de minha carreira, tenho procurado levar esse discernimento a todos os círculos que frequento, sejam os acadêmicos ou os religiosos, passando pelo ambiente corporativo e pelas atividades missionárias — e, naturalmente, pelo consultório. Considero que trazer luz e sabedoria sobre o tema é um propósito em minha vida.

No livro *Vencendo o silêncio da alma*, de minha autoria, abordo a questão da saúde emocional e os dilemas dos cristãos. Desde seu lançamento, em 2018, tenho ministrado em igrejas e congressos sobre assuntos relacionados a depressão, dores de alma, ansiedade, ideação suicida. Essas têm sido ricas experiências. É como se alguém abrisse as comportas de uma represa na qual águas agitadas que se reviravam em muitas mentes e corações finalmente se acalmassem.

Ouço muitos agradecimentos por falar sobre isso na Igreja, o que demonstra a carência de informação e equilíbrio sobre o tema. Encontro também muitos cristãos lutando contra sua própria humanidade, sofrendo, chorando ou se isolando com suas angústias. Tenho trabalhado para mudar esse cenário, e posso dizer que os resultados têm sido gratificantes.

Em outros momentos, vejo-me como que em um barco, remando contra uma correnteza. Porém, quando meus braços estão já cansados, recebo mensagens que me impulsionam a continuar. Quando um pastor sai de um quadro de depressão, de uma crise de ansiedade ou pânico, ou quando sou abordada por irmãos em Cristo que contam os milagres e que voltaram a viver depois que pudemos ajudá-los, meu coração se enche de alegria e esperança.

―――――――――――
Alegro-me na esperança de que tem surgido uma nova geração de psicólogos que semearão no Reino de Deus.
―――――――――――

Apêndice – Minha missão e meu propósito

Recentemente, recebi uma mensagem que foi como um remédio para a minha alma: "Quero compartilhar com você o que está acontecendo aqui na região. Eu voltei a ministrar, a realizar reuniões e partilhas com a comunidade. Quis compartilhar, pois isso também é fruto do seu trabalho pelo Reino." Há tanto a fazer! Como disse Jesus, os campos estão prontos para a ceifa, mas ainda há poucos ceifeiros. Todavia, me alegro na esperança de que tem surgido uma nova geração de psicólogos que semearão no Reino de Deus. A colheita virá, com certeza.

O meu inconformismo saudável tem me ajudado a não me calar e a encorajar cristãos a buscar ajuda profissional — e a Psicologia é uma espécie de ajudadora de Cristo. No consultório, continuaremos a ser psicólogos e exerceremos a nossa profissão com imparcialidade e sigilo profissional. Ao mesmo tempo, a Igreja está se abrindo, e temos um púlpito para falar. Que tenhamos ousadia, intrepidez, discernimento e sabedoria para contribuir para o Reino de Deus.

O apóstolo João, em sua terceira epístola, faz um voto que, a meu ver, estende-se a cada um de nós em tudo aquilo que fazemos: "Amado, desejo que te vá bem em todas as coisas" (III João 2). Como cristã, tenho buscado uma fé racional e maturidade espiritual para abordar esses temas no púlpito e contribuir para que os fardos que carregamos sejam mais leves, como Jesus nos ensinou.

É tempo de capacitarmos líderes e de levarmos informação à Igreja, às escolas e às empresas, orientando e capacitando psicólogos e estudantes para esse grande desafio que é a saúde emocional. Ao mesmo tempo, temos de orientar pais e filhos e curar seus núcleos familiares eventualmente adoecidos. Famílias saudáveis formarão sociedades saudáveis.

> Que trabalhemos por um mundo emocionalmente saudável. Não perfeito, mas saudável.

Por um mundo emocionalmente saudável. Não perfeito, mas saudável. Esta é a minha missão; este é o propósito de minha vida.

Sílvia Prado

Liberte-se do seu confinamento emocional

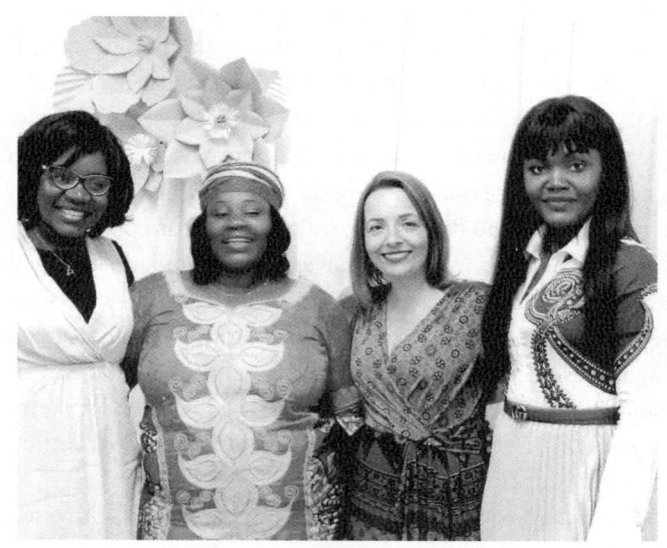

Congresso de Mulheres em Angola

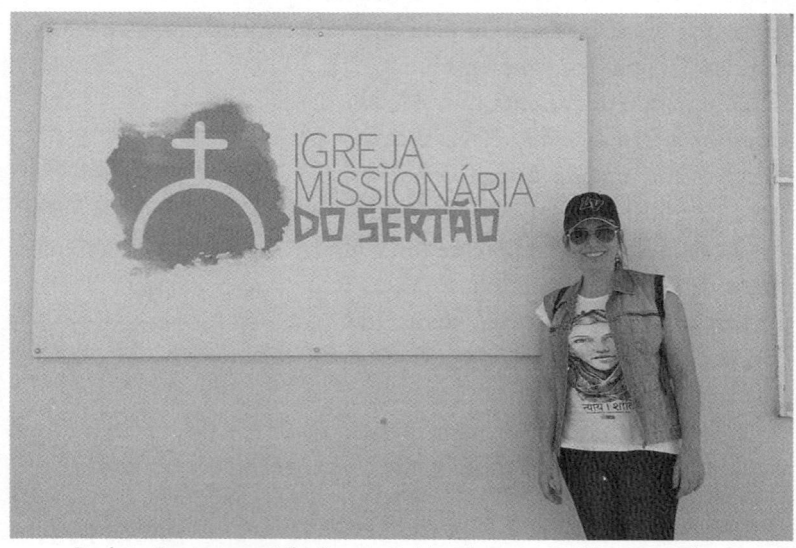

Projeto Juntos em Missões — Cuidar dos que Cuidam, no Piauí

REFERÊNCIAS

GARNER, Paul. *Quem é quem na Bíblia*. São Paulo: Vida, 2005.

WAINE, Ricardo *et al*. *Terapia cognitiva focada em esquemas*. Porto Alegre: Artmed, 2016.

YOUNG, Jeffrey E. *et al*. *Terapia do esquema*. Porto Alegre: Artmed, 2008.

YOUNG, Jeffrey E.; KLOSKO, Janet S. *Reinventing Your Life*. Nova York: Plume, 1994.

SAÚDE EMOCIONAL

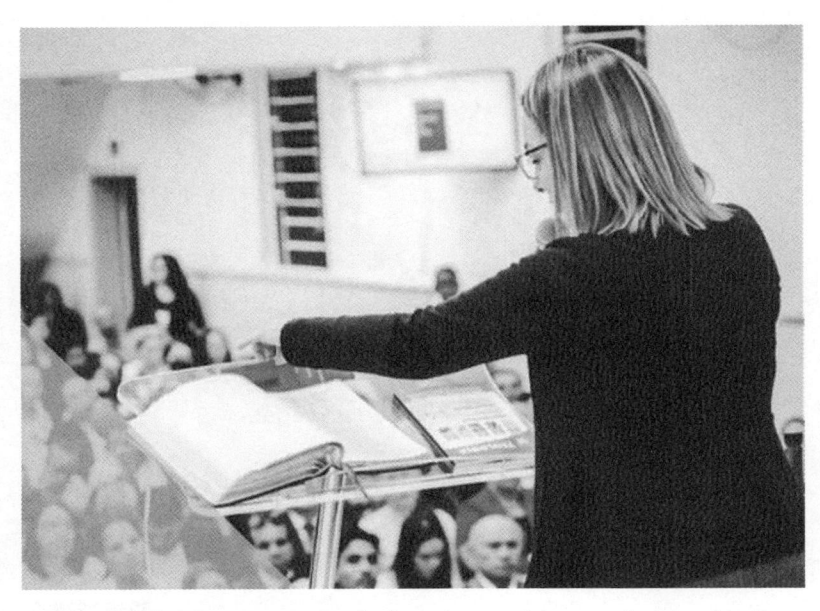

Quando abordamos temas relacionados a saúde emocional na igreja, somos despertados e quebramos tabus outrora enraizados, assim inicia-se o processo de cura das feridas de alma

grupo novo século

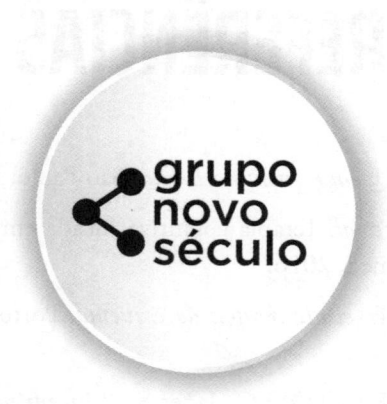

Compartilhando propósitos e conectando pessoas
Visite nosso site e fique por dentro dos nossos lançamentos:
www.novoseculo.com.br

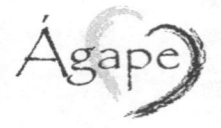

Ágape

(f) Editora Ágape
(◎) @agape_editora
(𝕏) @editoraagape
(▶) editoraagape

Edição: 1ª
Tiragem: 2.000
Fonte: Garamond, Montserrat e Saira.

agape.com.br